中公新書 2590

詫摩佳代著

人類と病

国際政治から見る感染症と健康格差

中央公論新社刊

はしがき

二〇一九年一二月以降、中国の湖北省《こほく》武漢《ぶかん》市発の新型コロナウイルスの感染が拡大している。年が明けると、周辺のアジア諸国のみならず、アメリカ大陸やヨーロッパにも感染が拡大、三月一一日にはWHO(世界保健機関)が「パンデミック(世界的大流行)と特徴付けられる」と評価した。日本でも小中高校での一斉休校が要請され、中国・韓国からの入国制限が行われるなど、二〇二〇年三月半ば時点で、パニックのような状態さえ見られている。多くの日本人にとって、グローバル時代の感染症の脅威を強く印象付けられることとなった。

世界的に見れば、未知の感染症の威力に人類が圧倒され、あたふたする姿は今回が初めてではない。二〇〇二〜〇三年にアジアを震撼《しんかん》させたサーズ(重症急性呼吸器症候群)や、二〇〇九年に感染が広がった新型インフルエンザ、二〇一四年に西アフリカで大流行したエボラ出血熱に対しても、恐怖や不安による、様々な混乱が見られてきた。

ところでなぜ、新型コロナウイルスやエボラ出血熱の流行は我々にとっての脅威なのだろうか？　それは、万が一、感染すれば、我々の健康が著しく損なわれ、最悪、死に至るからである。このように、広く我々の健康を損なうものを「病《やまい》」と呼ぶ。病の代表格は、ウイルスや細菌などの感染によって引き起こされる感染症であるが、人間の健康を脅かすのは感染症だけではない。糖尿病や高血圧、心の病などの非感染症疾患も、我々の健康への大きな脅威である。実際、世界保健機関（WHO）憲章では、「健康」を単に病気にかからない状態ではなく、「身体的、精神的、社会的に完全に健康な状態」と定義してある。そして、達成可能な最高水準の健康を享受することが、すべての人間の基本的な権利の一つであると謳《うた》っている。

しかし実際には、健康を確保することは容易ではない。もちろん、普通の風邪のように、適切な処置を受ければ、すぐに快復する病もある。しかし、新型肺炎のように、感染源も解明されておらず、有効なワクチンが実用化されていない病もある。

また、特に感染症に関しては、国境を簡単に越えてしまうという特徴がある。今日の国際社会は、日本、中国、アメリカというふうに、国家という単位で分断されており、国家と国家の間には国境がある。しかし、病には国境はない。いったん、どこかの国で感染症が発生すれば、人やモノの移動に伴って容易に国境を越える。

我々人類は病にどう対処していけばよいのだろうか？　様々な失敗や試行錯誤の結果、現在は病という人類全体の脅威に対して、国境を越える協力体制が築かれている。病に対する国際協力体制、これが国際保健と呼ばれるものである。より厳密にいえば、このような枠組みは近年、国際保健ではなく、「グローバル・ヘルス」と呼ばれるようになっている。「国際」とは国家間の枠組みを指し、対する「グローバル」とは、国家以外の企業や財団、非政府組織などを含む枠組みのことを指す。そのようなアクターの台頭を踏まえ、特に冷戦後の国際保健協力の枠組みは「グローバル・ヘルス」と呼ばれている。

保健協力の歴史はそれほど長くない。複数の共同体が感染症対策のために協力を始めたのは、黒死病（ペスト）の流行に直面した一四世紀のヨーロッパであった。一九世紀になると、ヨーロッパの国々の間で、チフスやコレラへの共同対策を話し合うための国際衛生会議が定期的に開催されるようになった。一九〇三年には史上初の国際衛生協定（International Sanitary Convention）が締結され、一九〇七年には史上初の政府間保健機関も設立された。

しかし、これらはあくまでヨーロッパ内部の枠組みであり、世界中の人々を病から守ろうという取り組みではなかった。そして、第一次世界大戦の後、ロシアから東欧にかけて、チフスやコレラが蔓延《まんえん》した際、こうしたヨーロッパ内部の枠組みはその限界を露呈した。第一次世界大戦前のアジアでも、コレラやチフスが蔓延しており、日本政府は独自の政策を展開したが、あまり有効ではなかった。感染症は簡単に国境を越えてしまう。一国の単独の取り組み、あるいは地域内に閉じられた協力体制では、感染症に打ち克《か》つことはできない。各国は次第に、国際協力の必要性を認識するに至ったのである。

こうして第一次世界大戦の後、国際連盟の下に世界規模の国際保健協力体制が築かれた。その活動は第二次世界大戦の後、WHOに引き継がれ、現在に至っている。さらに、科学技術のおかげで新しい薬やワクチン、治療法が次々と生み出されている。それにもかかわらず、なぜ、感染症や非感染症疾患は我々の脅威であり続けているのか？ 特効薬が登場しても、アクセスが容易でないのはなぜか？ そこに人類と病との闘いを読み解く意義がある。

それは、関与する様々なアクターの利害関係が人類と病との闘いに影響を与えているからである。たとえば、アメリカをはじめとする大国がエイズやマラリアなど特定の課題に注力していることにより、数多く存在するその他の保健課題——たとえばアフリカにおける「顧みられない熱帯病」など——が後回しにされるという問題が起きている。多くの国が豊かになった結果、先進国ではコレラやチフスが脅威ではなくなった一方で、糖尿病や肥満が大きな課題となっている。エイズは治療法が確立されてきたが、治療費が高いため、発展途上国では今なお治療へのアクセスが課題であり続けている。

このように、人類と病との闘いは、保健医療という専門的な領域内のみで動いているものではなく、大国と中小国のパワーの非対称性、先進国の製薬会社の動向、世界経済の動向など、国際社会の様々な要素によって、常に挑戦を受けている。本書はこうした問題関心を出発点として、人類と病との闘いを、個々のテーマを通して、読み解いていく試みである。

以下、各章の概略を記していく。「序章　感染症との闘い――ペストとコレラ」では、ペストとコレラに焦点を当てて、その二つが人類社会にどのようなインパクトをもたらしたのか、人類はそれにどのように対処しようとしたのか、その取り組みと限界について、見ていきたい。

感染症は平時においても脅威であるが、戦時中は感染の危険性がいっそう高まり、万が一流行すれば、戦況にも大きな打撃となる。実際、第一次世界大戦の戦中・戦後におけるスペイン風邪、天然痘《てんねんとう》、チフスの流行は、アメリカやロシア（ソ連）、東欧に大きな打撃を与えた。そしてこの経験は、国際保健協力の重要性を世界に認識させ、第一次世界大戦後、国際連盟の下では、広く公衆衛生に関する協力事業が展開された。また、第一次世界大戦後には、たとえば一九二一年には結核に対するBCGワクチンが初めて使用され、一九四一年にはペニシリンが実用化されるなど、科学技術の発展が人類と病との闘いを大きく助けた。「第1章　二度の世界大戦と感染症」では、二つの世界大戦において、人類はどのように感染症と闘ったのか、その経験からいかに国際的な保健協力の枠組みが確立されたかを見ていく。

第二次世界大戦後に設立された世界保健機関（WHO）は、設立当初から国際政治と密接に関わり合っていた。ただ、WHOの活動は、国際政治の流れに受身的であったわけではなく、専門家たちを中心に、各国の関与をうまく活用しながら、地道な実績を積み上げてきた。「第2章　感染症の「根絶」――天然痘、ポリオ、そしてマラリア」では、WHO設立の過程を見た後、WHOの下で展開された三つの感染症対策プログラムの様子を追う。なぜ、天然痘は根絶に成功し、マラリアとポリオはまだ根絶されていないのか？　その背景には、ワクチンや治療法の発見といった問題に加え、国際政治上の問題も関係している。

近年では、マラリアや天然痘のように、長く、継続的に人類の課題であった感染症のみならず、新たな感染症も脅威として加わった。「第3章　新たな脅威と国際協力の変容――エイズから新型コロナウイルスまで」では、新たに人類社会の脅威として台頭してきたエイズ、サーズ、エボラ出血熱、新型コロナウイルスに焦点を当てて、それらが感染症と人類との闘いにどのような変化を付け加えたのかを見ていきたい。これらの新興ウイルス感染症は、既存の国際保健枠組みの限界を人類に認識させる契機となった。たとえばエイズは天然痘やコレラなど、従来の感染症とは異なり、有効なワクチンがまだ開発されておらず、予防には個人の行動やプライバシーに深く立ち入る必要がある。また、予防と治療には莫大《ばくだい》な資金が必要である。そのため、新たな資金調達の枠組みが形成されてきた。また、サーズやエボラ出血熱をめぐっては、WHOを中心とする既存の対応枠組みの問題点が明らかになり、様々な改革が行われた。

人間の健康を脅かすものは、感染症だけではない。「第4章　生活習慣病対策の難しさ――自由と健康のせめぎ合い」では、近年、国際保健の重要な課題となっている、糖尿病やがん、肥満などの生活習慣病への取り組みを見ていく。生活習慣病対策においては、喫煙、塩分・糖分やアルコールの過剰摂取、運動不足などの危険因子を軽減するよう、人々に働きかけることが主な戦略となる。自由な経済活動と消費行動、ライフスタイルが謳歌《おうか》されるなかで、特定の食品・嗜好品《しこうひん》の健康への害が明らかとなれば、人間の健康を守るという規範に従って害を取り除こうとする国際機関と、業界団体などそれに抗《あらが》おうとするものが現れる。両者が拮抗《きっこう》するなかで、その対策が進められている。

「第5章　「健康への権利」をめぐる闘い――アクセスと注目の格差」では、健康の格差とその背景について見ていく。健康であることが基本的人権の一部に位置づけられ、また、科学技術の発展で、新興ウイルス感染症に関するワクチンや治療法が登場しているが、問題はそれがすべての人に行き渡っているわけではないことだ。薬にアクセスできる人とそうでない人。自らの病に注目を浴びる人とそうでない人。その格差が広がっているのである。第5章では、「健康への権利」を実現しようとする様々な取り組みに対して、途上国内部の問題、知的財産権を保護する国際枠組み、先進国の政府や製薬会社の利害関係など、様々な障壁が立ちはだかる様子を見ていく。

グローバル化が進む今日の国際社会では、これからも未知の感染症や新たな健康課題が次々と発生し、人類と病の闘いは続いていくだろう。このような視点に立って、国際保健にまつわる様々な問題を洗い出し、人間の健康を確保するために必要なことは何かを検討していきたい。

目次

はしがき　i

序章　感染症との闘い――ペストとコレラ……1

1　ペストと隔離　2
アジアからヨーロッパへ　『デカメロン』に見る中世のペスト　隔離政策への反発

2　コレラと公衆衛生　9
アジアから世界的流行へ　公衆衛生設備の発展　国際保健会議の開催　スエズ運河の開通　国際衛生協定の締結　クリミア戦争での蔓延　赤十字社の設立　感染症との闘いが遺したもの

第1章　二度の世界大戦と感染症……25

1　第一次世界大戦と感染症　26
塹壕での生活　マラリアの流行とキニーネの限界　アメリ

カの参戦とスペイン風邪　強大化したインフルエンザ
2　大戦後のチフス　34
赤十字社連盟のイニシアティブ　感染症委員会の発足　ロシアへの支援
3　国際保健協力の発展　40
マラリアへの取り組み　植民地での活動　感染症情報業務　国際標準化事業　保健協力と国際政治
4　第二次世界大戦における薬の活躍　47
サルファ剤の登場　ペニシリンの登場　抗マラリア薬クロロキンの登場　DDTの活用から禁止へ　第二次世界大戦と国際保健協力
第2章　感染症の「根絶」——天然痘、ポリオ、そしてマラリア……57
1　WHOの設立　58
「健康」の新しい解釈　サンフランシスコ会議での進展　影の立役者たち　加盟国と名称をめぐる駆け引き　非自治

地域の加盟をめぐって　冷戦の影響　国際政治とのせめぎ合い

2　天然痘根絶事業　68
恐れられた疫病　天然痘予防接種の登場　フリーズドライ・ワクチンの普及　ソ連のイニシアティブ　全人口の八割接種を目指して　米ソの協力　根絶に向けた努力　サンプルを破棄するか否か

3　ポリオ根絶への道　80
二つのワクチンの登場　生ポリオワクチン実用化に向けた米ソ協力　ポリオワクチンをめぐる問題　ポリオ根絶に立ちはだかる壁

4　マラリアとの苦闘　91
アメリカの勧め　DDTの副作用　マラリア根絶プログラム始動　耐性蚊との闘い　根絶プログラムへの二つの評価　資金調達メカニズムの登場　なぜマラリアへの関心が高まっているのか？　蚊帳・新薬・ワクチン　感染症との闘い

第3章　新たな脅威と国際協力の変容――エイズから新型コロナウイルスまで……107

1　エイズは撲滅できるか　109
感染症の世紀　エイズの特異性　難しい予防　差別と偏見　国連合同エイズ計画の設立　安全保障上の課題として　資金の動員　治療をめぐる状況　HIVワクチンの開発

2　アジアを震撼させたサーズ　128
謎の新興ウイルス感染症　対応の光と影　国際保健規則の改定

3　エボラ出血熱の教訓　133
再興ウイルス感染症の流行　流行を長引かせた要因　国連エボラ緊急対応ミッションの活躍　エボラの教訓

4　新型コロナウイルスと国際政治　141
感染症が安全保障を脅かす　中国のリーダーシップ？　米中対立の影響　いかに感染症と向き合うか？

第4章　生活習慣病対策の難しさ――自由と健康のせめぎ合い……147
1　生活習慣病の台頭　148
感染症から生活習慣病へ　発展途上国を蝕む非感染症疾患
早期発見、治療、予防の取り組み
2　生活習慣病予防策の障壁　153
糖分の摂取量をめぐる攻防　ソフトドリンクへの課税？
フードガイドをめぐる攻防　アルコールの過剰摂取　自由か、健康か？
3　喫煙と人類社会　161
たばこと健康　元祖嗜好品　政府による規制の始まり
規制を望む勢力が優勢に
4　たばこ規制の進展と将来　168
難航した交渉　締結に至った背景　市民社会組織の活躍
たばこ規制枠組み条約の採択　パッケージをめぐって　なお残る課題　新型たばこの登場　日本における規制　新興国・発展途上国での現状　自由への脅威？

第5章 「健康への権利」をめぐる闘い――アクセスと注目の格差……189
1 医薬品アクセスをめぐる問題 190
基本的人権としての健康　必須医薬品へのアクセス　政府による規制の不備　市場メカニズム　トリップス協定による特許保護　トリップス協定の柔軟性　先進国の圧力と途上国の対抗措置　パテントプールの創設　C型肝炎の治療薬へのアクセス拡大　国境なき医師団などの活動
2 顧みられない熱帯病 207
注目の格差　貧困と深い関係にある病　高まる関心　パートナーシップの活躍　DNDiの取り組み　「健康への権利」の実現に向けて　人類と病――闘いの行方
あとがき 222
参考文献 238

序　章　感染症との闘い――ペストとコレラ

感染症と人類社会の関わりは長い。紀元前から現在に至るまで様々な感染症が人類社会に打撃を与えてきた。感染症は人類を最も苦しめてきた「病」といってよい。今でこそ、国境を越える対応枠組みが存在するが、古くは、それぞれの国で対応がなされていた。本章ではペストとコレラに焦点を当てて、その二つがどのようなインパクトを社会にもたらしたのか、人類はそれにどのように対処したのか、なぜそのような試みがたびたび頓挫《とんざ》してきたのかを見ていきたい。

1　ペストと隔離

アジアからヨーロッパへ

中世のヨーロッパにおいては、伝染性の眼病であるトラコーマ、ハンセン病、マラリアなど様々な感染症が流行していた。ハンセン病は、らい菌という細菌により起こる慢性感染症であり、感染の結果、主に末梢《まっしょう》神経（脳と脊髄《せきずい》以外の神経）、皮膚、精巣、眼、鼻、のどの粘膜に障害が起こる。ハンセン病は中世ヨーロッパで猛威を振るい、近世に入ってもピークが去ったとはいえ、風土病としてくすぶり続けた。一方、マラリアは熱帯地方の風土病であるが、耐寒性の羽斑蚊《はまだらか》がマラリアを各地に運び、地中海沿岸を中心に流行が繰り返された。このほか、結核も風土病として蔓延し、中世後期には栄養不足や貧困に苦しむ地域を中心に繰り返し流行した。

そのようななかでも、中世ヨーロッパ社会に壊滅的な打撃を与えたのが、一三四七～五二年にかけて猛威を振るったペスト（黒死病）であった。ペストの流行は一四〇〇年頃まで断続的に続き、特に一三四七～五二年にかけては人口の約三分の一程度が犠牲になったといわれている。

そもそもペストとは、ペスト菌に起因する感染症で、ペストに感染したネズミから吸血したノミを介して、人から人へと感染する。ペストは元来、現在のカザフスタン周辺に生息するネズミなどの齧歯《げっし》類の間で流行する動物の風土病であった。ドイツの歴史学者フーケーとツァイリンガーによれば、一三四六年、クリミア半島のカッファ（現在のウクライナのフェオドシア）がタタール人に包囲された時、ペスト菌もクリミア半島にもちこまれ、その後、軍隊やジェノヴァ商人によって広く張り巡らされた通商網へ潜り込み、北アフリカからアラビア半島、ヨーロッパへと伝播《でんぱ》したという。ヨーロッパに到達したのち、地中海沿岸のベネチア、サルディーニャを襲った後、内陸のリヨンやフィレンツェ、パリでも流行が見られた。一三四九年はじめにはイングランドとスコットランドを蹂躙《じゅうりん》し、続いてオスロ、コペンハーゲンなど北欧へ至り、一三五二年にはモスクワを襲った。

『デカメロン』に見る中世のペスト

イタリア・ルネサンスの作家ジョヴァンニ・ボッカッチョは、一三四八年フィレンツェを襲ったペストの惨状を目の当たりにし、それをもとに『デカメロン』を執筆した。彼自身、父親を一三四九年にペストで亡くしている。『デカメロン』はボッカッチョがフィレンツェで見聞したことをもとに著したものであり、六〇〇年以上前の、ペストに直面した人類社会の様子を克明に知ることができる。ペストの症状についてはボッカッチョの言葉を借りよう。

病気の初期の段階でまず男女ともに鼠蹊《そけい》部と腋《わき》の下に一種の腫瘍《しゅよう》を生じ、これが林檎《りんご》大に腫《は》れあがるものもあれば鶏卵大のものもあって、患者によって症状に多少の差こそあれ、一般にはこれがペストの瘤《こぶ》と呼び習わされた。そしていま述べたように、身体の二個所から、死のペストの瘤はたちまちに全身にひろがって吹きだしてきた。その後の症状については、黒や鉛色の斑点《はんてん》を生じ、腕や腿《もも》や身体の他の部分にも、それらがさまざまに現われて、患者によっては大きくて数の少ない場合もあれば、小さくて数の多い場合もあった。こうしてまず最初にペストの瘤を生じ、未来の死が確実になった徴候として、やがて斑点が現われれば、それはもう死そのものを意味した。（ボッカッチョ、上巻、一九頁）

ペストには腺《せん》ペストと肺ペスト、皮膚ペストというくつかの種類が存在するが、中世のヨーロッパで蔓延したのは腺ペストであった。引用中の「黒や鉛色の斑点」というのは、壊《え》死《し》や皮下出血によるもので、黒く見えるため、一六世紀以降「黒死病」と呼ばれるようになった。

その後、一八九四年にペスト菌が発見され、一九四三年にペストや結核に有効な抗生物質ストレプトマイシンが発見されたことにより、ペストの脅威は大きく減退した。ちなみに現在では、アフリカやアジア、南米を中心にペストの症例は確認されているが、抗菌剤で適切な治療を行えば治癒する。日本では一九二六年以降、患者は出ていない。しかし、感染メカニズムが科学的に解明されていない一四世紀半ばのヨーロッパでは、人々は汚物を浄《きよ》めたり、隔離を試みたり、消毒を行ったりするが、その努力も虚《むな》しく、多くの人が亡くなった。その惨状は「あたり一面に死臭と病人の悪臭とが漂い、薬剤の臭気の漲《みなぎ》っていたさまが、察せられるであろう」（ボッカッチョ、上巻、二三頁）という一文に凝縮されている。ついには死者を埋葬する場所がなくなり、「死体置き場には、船倉に貨物を積みあげるみたいに、亡骸《なきがら》が層をなして重なり、その上にわずかな土が振りかけられたが、それもたちまちに溢《あふ》れて溝いっぱいになってしまった」（ボッカッチョ、上巻、二八頁）。

科学的なメカニズムが解明されていないなかでも、大量の人が亡くなっていく現象を説明しようという試みがなされ、大まかに二つの説が登場した。第一は、病気は腐敗した食物や空気の汚染によって媒介されると考える瘴気《しょうき》説（ミアスマ説）である。この説は、そうした悪い空気（ミアスマ）を吸い込むのを避けるために、身体を疲労させないようにすること、音楽に触れたり、楽しく快活にしているように努めることなどが、病気にかからない方策として推奨された。『デカメロン』は、ミアスマを逃れるためにフィレンツェ郊外に逃れてきた者たちの物語である。

もう一つの説が感染説（コンテイジョン説）である。この説は、ペストの害気を吸い込むと、体内で心臓と肺に集まり、毒素が変成され、その毒素を吸い込んだ他者が感染するという説である。人から人へと感染すると考えるので、患者の隔離や検疫《けんえき》をその対策として重視する。二つの説の対立はペストに限ったものではなく、以下で見ていく通り、コレラに関しても見られた。

隔離政策への反発

ペストはその後もたびたび、ヨーロッパで流行した。たとえば一七世紀にロンドンを襲ったペストについては、『ロビンソン・クルーソー』で知られるダニエル・デフォーが資料や見聞に依拠して『ペスト』を著している。中世のペストから三〇〇年以上が経過しているにもかかわらず、その惨状や人々の反応は『デカメロン』での様子とあまり変わらない。この時も瘴気説と感染説との間で論争が交わされた。しかし、日に日に感染者が増えていくなかで、市民たちの関心はどちらの説が正しいのか、ということではなく、どうすれば病から逃れられるのかということに向けられていった。混迷した市民たちは、占い師のところへ押しかけ、ロンドンでは自称魔法師や、自称妖術《ようじゅつ》者といった連中が出現する。

適切な治療法や予防ワクチンの存在はおろか、感染メカニズムも明らかになっていないなかで、政府が取りうる方策は隔離であった。一六六五年、ロンドン市長は閉鎖令を発令し、患者発生の家は一ヶ月、患者を訪問した者も一定期間、家屋閉鎖を命じられた。家屋閉鎖とは、いってみれば自宅監禁であり、市民の間でヒステリーを引き起こし、監視員に暴力を振るって脱出を試みる者や、逃亡を企てる者が続出した。感染症である限り、隔離はある程度の効果を持つが、他方、人権を無視した対応は社会に混乱を生み出す。「こんなふうに厳重に監禁されることの苦しみが結局人々を自暴自棄におちいらせ、前後の見境もなく家から飛び出させたのである」（デフォー、一〇一頁）。ノミがペスト菌を媒介するという感染経路はまだ解明されておらず、人と人との接触が主要な感染経路と考えられていたことが、強引な監禁政策を余儀なくさせた。

感染症の大流行が社会に与える影響は、戦争のそれとよく似ている。フランスの作家アルベール・カミュは一九四七年に発表した『ペスト』のなかで、ペストに襲われ、閉鎖された都市の様子を描いている。幾何級数的に増えていく患者の収容が追いつかず、患者の出た家は閉鎖され、しまいに都市全体が外部と遮断される。食糧の補給と電気の供給は制限され、ガソリンは割当制となる。ライフラインを絶たれ、絶望のなかで葛藤《かっとう》する人々の姿は、第二次世界大戦中、ドイツ軍占領下のフランスの様子と重ね合わせられている。「ペストがわが市民にもたらした最初のものは、つまり追放の状態であった」（カミュ、一〇二頁）という一文は、感染症が戦争と同じく、市民社会を包囲し、極限に追い込みうるものであることを示している。二〇二〇年初頭、新型コロナウイルスによる肺炎が猛威を振るう中国の湖北省武漢市も事実上の封鎖状態となり、人々は極限状態に追い込まれた。感染症が人類社会にもたらす威力は古今東西、変わらないものがある。

人権を無視した強硬なペスト政策は、植民地ではナショナリズムに裏付けられた現地住民からの反発を引き起こすこととなった。一九世紀になると、ヨーロッパではペストの流行は終息していったが、イギリスの統治下にあったインドでは一九世紀末から二〇世紀初頭にかけて大規模なペストの流行が見られた。一八九四年に香港で発生したペストがインドに伝播して、一八九六年のボンベイにおける最初の流行を発端に、北インドにも拡大し、その流行は第一次世界大戦中まで断続的に続いた。経済学者の脇村孝平によれば、この背景には、インド国内の鉄道網の発達に加え、都市化による衛生状態の悪化も関係していたという。

インドでのペストの流行に対して、フランス、ドイツをはじめとするヨーロッパ諸国は、インドからの輸送貨物に対して検疫停船や禁輸の措置を加えるという、強硬策をとった。当時、インドを統治下に置いていたイギリスは、このような国際的圧力を受けて、一八九七年に伝染病法を制定し、防疫活動を阻害する者に対して厳しい罰則を科したほか、家宅捜索を通じた感染者の発見、感染者の隔離、感染者の家屋の破壊などが軍隊の同行を伴って行われた。人権という規範がある程度浸透してきた今日とは異なり、人権を無視した強硬な策がとられたのである。脇村によれば、このような強硬策はインド人民衆による反発を招き、植民地政府とインドの民衆との対立を強めることとなったという。

2 コレラと公衆衛生

アジアから世界的流行へ

ペストと並んで、ヨーロッパ市民社会に大きな影響を与えてきたもう一つの感染症がコレラである。コレラとはコレラ菌によって引き起こされ、激しい嘔吐《おうと》と下痢を伴って著しい脱水症状に至る感染症である。コレラ菌は通常は沿岸の水生の環境に存在し、汚染された水や海産物などの食べ物を人間が摂取することで感染する。コレラ菌に接触後一〜三日後に軽度から重度の下痢と嘔吐が始まる。重症の場合は、下痢によって一時間に約一リットル以上の水分と塩分が失われることもあり、脱水を治療せず放置すると、水分と塩分の喪失によって、腎不全《じんふぜん》やショック状態、昏睡《こんすい》が生じ、死に至ることもある。一九世紀における致死率は五〇〜七〇%にも達した。かつてコレラは世界各地で発生していたが、公衆衛生設備の進展にともない、現在は熱帯や亜熱帯の発展途上国にほぼ限られている。感染した場合は症状に応じて経口輸液の投与や抗生物質の投与を行えば、快復することができる。

コレラはもともと、インドとバングラデシュの間にまたがるベンガルのデルタ地域に古くから存在した地域限定的な風土病であったが、一八一七〜一九年にインドのかなり広範な地域で流行して以降、インドから中国、日本、東南アジアへ感染拡大した。一八三〇年代にはアジアからヨーロッパ全域を覆い、一九世紀半ばには南北アメリカやアフリカ南部にまで達し、パンデミックとなった。科学史学者の小川眞里子によれば、当時のヨーロッパは産業革命を経て、人口の急増と都市への集中、さらに都市化の拡大が起きており、コレラが流行するには絶好の温床であったという。たとえばロンドンの人口は、一九世紀初頭は一〇〇万人ほどだったのに、一八八〇年代には五〇〇万人に達する勢いで増えていった。イギリスでは一八三一年の最初の流行に始まり、一八四八年、一八五四年、一八六六年と四回の流行が見られた。

公衆衛生設備の発展

感染のメカニズムは解明されなくとも、不衛生な環境がコレラの感染拡大となんらかの関係があること、それを改善する必要性は一九世紀半ばのヨーロッパで次第に認識されていっ

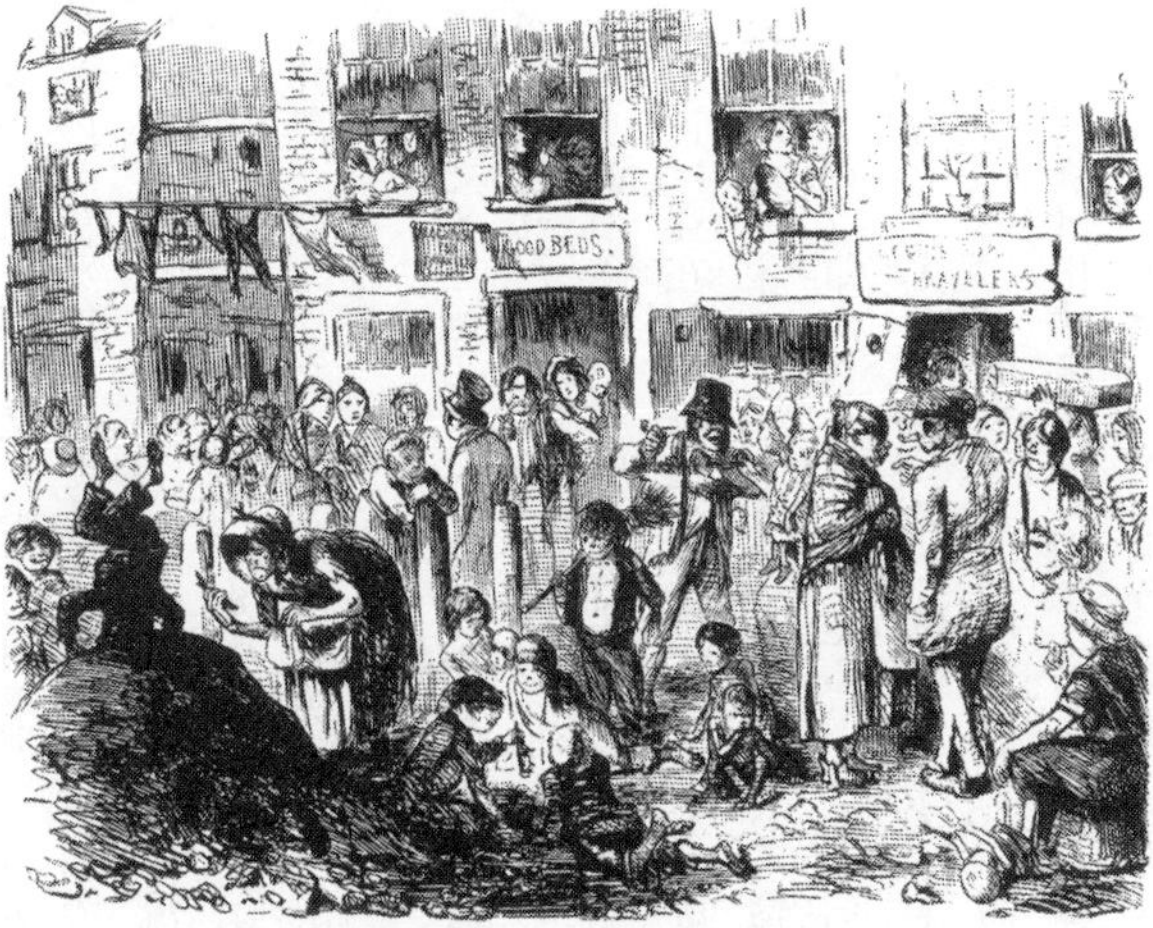

A COURT FOR KING CHOLERA.

図0-1　「コレラ王の宮廷」と題する風刺画
出典：『Punch』1852年9月号

た。実際、四回の流行に呼応する形で、イギリス政府は衛生法規や衛生インフラの整備を行った。当時のロンドンでは、水洗トイレの普及により、家から溢れ出る屎尿《しにょう》がテムズ川に流れ込み、ロンドンの衛生状態を悪化させていた。テムズ川には生活汚水だけではなく、食肉処理場から放出される血や臓物、教会墓地を通って流れ込むどす黒い水、動物の死体なども流れ込み、川の水は汚く悪臭を放っていたという。それだけではなく、テムズ川の河口近くに位置するロンドンでは、潮の満ち干の影響を受けて、下水が上流に逆流し、上水の取水口も日常的に汚染される状態であった。そのような状態は当時において、たびたび社会風刺画の対象となってきた（図0－1参照）。小川眞里子によれば、テムズ川の状況を中心に、なんらかの改善を施す必要性が行政当局の間で認識されるようになったという。

一八五四年、ロンドンで再びコレラが流行すると、抜本的な下水改革の必要性が認識され、一八五六年には遮集式《しゃしゅうしき》下水道（下水を途中で川に放出することなく最終放出口まで運ぶ管渠《かんきょ》）の建設が始まった。一八五六～六六年にかけてはテムズ川の南北に計五本の下水道が完成した。

パリでも三回のコレラ流行を通じて、公衆衛生インフラの整備に本格的に取り組む必要性が認識された。一九世紀半ばのパリはロンドン同様、人口増加と過密化に伴い、住居の整備、上下水道の整備、屎尿の処理などが課題として浮上していた。一八五〇年前後のパリでは、下水道は存在していたが、雨水や歩道の排水を切るための排水溝にすぎなかった。その様子は『タブロー・ド・パリ』でフランス革命前のパリの様子を描いたルイ＝セバスチャン・メルシエの文章からもうかがえる。各家庭のトイレはというと、「あまりにも細すぎる管はすぐつまってしまうが、それを通すことをしないので、糞便《ふんべん》が円柱状に堆積《たいせき》し、便座の近くまで来ている。つまりすぎた配管は割れ、汚物が家中にあふれ、悪臭がひろがる。それでも誰ひとり逃げ出す者はいない。パリっ子の鼻は、こういうひどい逆境に慣れきっているのだ」（メルシエ、上巻、一三七頁）。家庭から出される汚物は街角ごとに集められ、汲《く》み取り人夫がそれを運んでいた。また下水道は氾濫《はんらん》することもあり、ビクトル・ユゴーの『レ・ミゼラブル』によれば、「時とするとパリーの下水道は、あたかも軽視されたナイル川が突然憤ることがあるように、氾濫の念を起こすことがあった。きたならしいことではあるが、実際下水道の漲溢《ちょういつ》が幾度も起こった。時々この文明の胃袋は不消化に陥り、汚水は市の喉元に逆流し、パリーはその汚泥を反芻《はんすう》して味わった」（ユゴー、第四巻、二九八頁）。

そのような不衛生な状態はコレラやペストの流行には好条件であった。ナポレオン三世による第二帝政下で、パリ大改造計画が始まり、一八五三年ジョルジュ＝ウジェーヌ・オスマンがセーヌ県知事に就任すると、彼の指揮の下で下水道の整備が行われた。こうして、パリの地下には、汚水が街路に流れ出ないように、また清掃夫を送り込んで掃除できるように、人が歩行可能な、コンクリートに覆われた地下暗渠《あんきょ》網が完成した。

国際保健会議の開催

以上の通り、コレラの流行は、ヨーロッパ各地で公衆衛生インフラを見直す契機となった。しかし、それで十分とはいえなかった。感染症は国境を越える。たとえ国内のシステムを改善したとしても、国境を越えて流入してくる感染症に十分な備えとはならない。実際、当時は貿易や植民地統治のために国境を越えた人や物の移動が増大しており、それが世界的なコレラの流行を促していた。

前述の通り、コレラはもともとベンガルのデルタ地域に古くから存在した地域限定的な風土病であったが、一八一七〜一九年にインドで流行して以降、ヨーロッパにも拡大した。脇村孝平によれば、その際、直接的な媒体となったのが、イギリスの貿易ルートとヒンズー教の巡礼者の動きであったという。ヒンズー教ではハリドワールやアラハーバードといったインドの北部のヒンズー教の聖地で、一二年に一度大祭クンブ・メーラーが開催され、そのたびに数百万人の巡礼者が移動し、彼らとともにコレラも移動、地域をまたいで流行が拡大したという。

フランス、ドイツをはじめとするヨーロッパ諸国の多くは、インドからヨーロッパへコレラが流入するのを恐れ、イギリスに対して、巡礼者の渡航の監視もしくは制限を要請した。これに対して、その経済的権益を海外植民地との貿易によって支えられていたイギリスは、海港検疫による経済的損害を回避するべく、ヨーロッパ諸国が主張する検疫強化には反対の意向を示していた。

ペストと同様、当時はまだコレラの感染メカニズムが科学的に解明されておらず、瘴気説と感染説の間で論戦が繰り広げられていた。前者は環境的な要因で地域を覆う悪い空気（ミアスマ）を人々が吸い込むことで感染すると考えるため、衛生インフラの改善や消毒など、ミアスマを放出しないようなシステムの構築が必要だと考える。他方、感染説は人と人が接触することで感染すると考えるので、患者の隔離や、患者を発見するための検疫が必要だと考える。小川眞里子によれば、当時のイギリスは瘴気説をとっており、そのコレラ政策は検疫ではなく、公衆衛生の改善に重点を置いていたという。たとえば、一八三一年イングランド北部のゲーツヘッドでコレラが流行した際、市民向けのポスターでは、アルコールの摂取を控えることや、家を消毒すること、綺麗《きれい》な空気を吸うことなどが奨励された。

コレラへの対処をめぐる各国の温度差を埋め合わせる目的で、一八五一年にフランスの主催で最初の国際衛生会議がパリで開催された。ペスト、コレラ、黄熱病《おうねつびょう》という三つの感染症に関する措置が話し合われたものの、実質的な合意はほとんど形成できなかった。その後もフランスは、紅海《こうかい》一帯で流行したコレラがエジプトから地中海を経てヨーロッパに流入しているとの認識に立ち、国際衛生会議の開催を主導した。一八六六年にコンスタンチノープルで開催された第三回国際衛生会議では、コレラ発祥の地であるインドと、その通過点となるペルシャとオスマン帝国、紅海の入り口に、衛生施設を設置するなど、検疫措置について話し合われたが、イギリスは立場を崩さず、国際条約の締結には至らなかった。

スエズ運河の開通

一八六九年に地中海と紅海を結ぶスエズ運河が完成すると、コレラの管理はますます国際問題化した。スエズ運河を利用することで、ロンドンとボンベイを結ぶ航路は、ケープタウンを経由する従来のルートに比べて、その距離は四一％削減された。一八七五年にイギリスがスエズ運河株式の約半数を取得すると、イギリスは自由航行の妨げとなるあらゆる検疫規制の廃止を主張した。スエズ運河で検疫のため足止めされることを経済権益への大きな障壁だと考えたためである。

一八八二年、イギリスはエジプトを事実上保護国化する。そして奇《く》しくもその翌年一八八三年、エジプトでコレラの流行が始まった。小川眞里子によれば、他のヨーロッパ諸国は、エジプトからヨーロッパへの感染拡大を懸念し、検疫に消極的なイギリスの姿勢に非難が集まったという。そしてヨーロッパ諸国の懸念通り、エジプトでコレラが流行した翌一八八四年には、地中海に臨む南フランスのマルセイユとトゥーロンでコレラが流行する。前年、コッホによってコレラ菌が発見され、マルセイユで流行しているコレラがインドやエジプトで流行したコレラと同一の菌であることがわかった。これによって、瘴気説と感染説の論争には終止符が打たれ、コレラ菌によってコレラに感染すること、イギリス船舶がインドからコレラをヨーロッパへ運んでいることをイギリス政府としても認めざるをえなくなった。その一方でイギリスは、必ずしも検疫が有効な対策とは限らず、独自に船をチェックすることで足りるという立場を崩さなかった。

エジプトとマルセイユでのコレラの流行を受けて、国際的合意を形成しようという機運が高まり、一八八五年にローマで国際衛生会議が開催された。会議では、国際協定の締結によって、統一した国際検疫システムの運用を行うことが目指されたが、またもイギリスの反対により、合意形成には至らなかった。イギリスは国際協力の必要性を認識しつつも、それによる経済への影響を懸念するあまり、積極的になれなかったのである。

国際衛生協定の締結

一九〇三年にようやく史上初の国際衛生協定（International Sanitary Convention）が締結された。この協定はそれまでの数回にわたる国際衛生会議での合意を統合するものであり、一八四条の長い協定となった。この協定の下で、加盟国は領域内で特定の感染症（コレラとペスト、一九一二年に黄熱病が付け加わる）が発生した際には、互いに通知すること、港などの感染症の出入り口となる箇所で検疫を行い、感染している船、疑わしい船などの仕分けを行った上で、感染している船への対処法が定められた。またスエズ運河での検疫、巡礼者を乗せた船に対する措置、規定に違反した場合には罰金を科すことも定められた。このほか、この協定を運用するために国際機関を設立することも提唱され、その四年後、パリに国際公衆衛生事務局が開設された。

国際衛生協定はその後、WHOに引き継がれ、国際環境の変動に伴って、今日に至るまで、必要な改訂――たとえば、一九八一年の改訂では、天然痘の撲滅を受けて、天然痘がその対象から外されるなど――をたびたび経てきた。その一方で、加盟国の協調を基盤に、感染症を制御していこうという趣旨は、一九世紀から現在に至るまで、ほとんど変化していない。

クリミア戦争での蔓延

コレラは一般の市民社会のみならず、戦場でも大きな脅威であった。イギリスの歴史学者オーランドー・ファイジズによる『クリミア戦争』に依拠して、クリミア戦争中の様子を見ていきたい。

一八二八～二九年のロシアとオスマン帝国の露土戦争でも多数のロシア兵がコレラとチフスに感染したことに続き、一八五三年に始まるクリミア戦争でもコレラが猛威を振るった。

クリミア戦争は、オスマン帝国とロシア帝国の軍事衝突として始まった第一次世界大戦前の最大の戦争である。一八五四年にイギリスとフランスがトルコに味方して参戦し、オーストリアが反ロシア連合に参加する動きを見せると、主戦場はドナウ川流域からクリミア半島へ

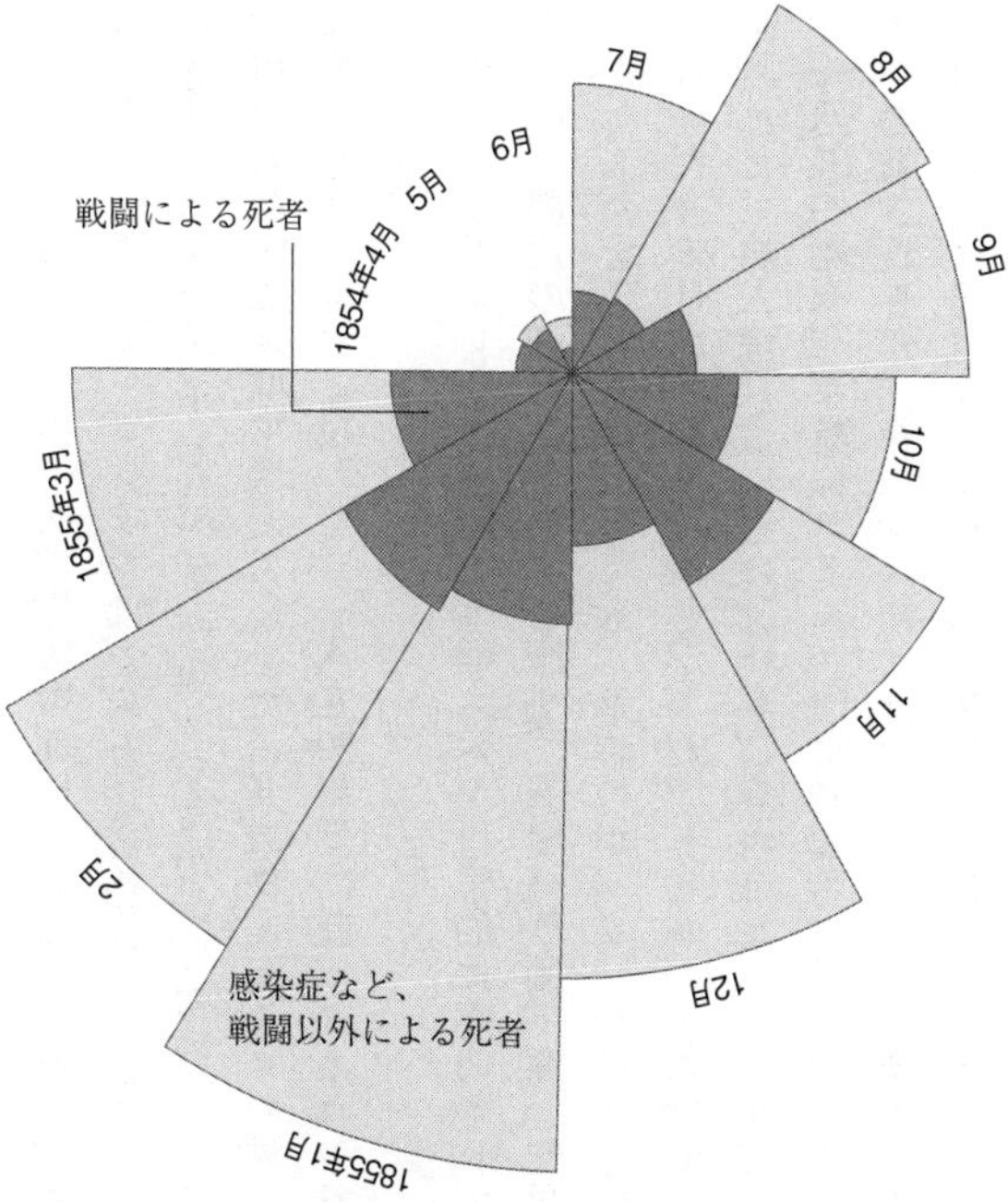

図0－2　クリミア戦争での死者の内訳
出典：Encyclopædia Britannica より作成

と移った。

クリミア戦争は、第一次世界大戦前における史上最多の死者を出したが、その原因としては、戦死者よりも、コレラをはじめとする感染症による死者が多かったためである（図0-2参照）。一八五四年七月、軍の兵士のなかから初めてコレラによる死者が出て以降、死者の数は脅威的な速度で増えていった。ドナウ・デルタの湖沼市地域は病原菌の巣窟《そうくつ》であり、環境の悪さが土台となって、一八五四年夏には、ヨーロッパ南東部の全域がコレラに冒されたという。

当時はまだコレラの感染メカニズムが科学的に解明されておらず、戦場でのコレラの感染拡大は、周辺の湖沼から発する瘴気、過度の飲酒、腐った果物などによるものと考えられた。しかし、たとえそうだとしても、平時のロンドンやパリと異なり、戦場でミアスマを吸い込まないための仕組み作りは難しかった。トイレの汚水は溢れるに任され、死体は炎天下で放置された。病人は兵舎に運ばれたが、兵舎はネズミの巣であったという。

一八五四年末、英紙『タイムズ』に戦場特派員の報告として、クリミア戦線での英兵の現状が掲載されると、タイムズ社には読者からの寄付金や投書が殺到し、タイムズ社はこの寄付金をもとに傷病兵救済のための基金を設置した。さらにクリミア派遣軍に看護婦を同行していない現状も明らかになり、従軍志願を申し出る女性たちが出てきた。フローレンス・ナイチンゲールもその一人であった。ナイチンゲールは当時の陸軍大臣であったシドニー・ハーバートと家族ぐるみの付き合いがあったため、ハーバートの妻に手紙を書き、看護婦団を結成してトルコに渡る計画を提案した。

ナイチンゲールは三八人の看護婦を連れてコンスタンチノープル近郊のスクタリに赴き、スクタリ中央病院の惨状を改善した。他方、ナイチンゲールの努力にもかかわらず、一八五五年一月にはコレラによる死者の数が急増していった。スクタリの中央病院で下水が漏れて飲料水に混入している事実が見落とされていたためであった。

赤十字社の設立

とはいっても、そもそも有志で危険な場所へ赴き、病院の惨状を改善した功績は、後世の評価の通りである。このほかにも、有志の個人や団体の活動が戦場での傷病兵の手当てや衛生状況の改善に大きな役割を果たした。ファイジズによれば、クリミア戦争の参戦国ロシアでも、皇帝の義理の妹にあたるエレナ・パブロヴナ大公妃が「聖十字架看護婦会」を設立、基金には貴族、商人、役人、司祭など各界から寄付が殺到し、看護婦が戦場へ派遣されたという。

戦争が起きた時に、その場しのぎの仕組みに頼るのではなく、平時から制度として戦場での傷病兵を敵味方関係なく手当てする仕組みを作らねばならない。赤十字社の設立者アンリ・デュナンにそのような認識を強くさせたのが、クリミア戦争終結から三年を経て始まったイタリア統一戦争であった。デュナンは負傷兵の救護にあたった経験から、戦場での傷病兵を差別なく救護するための救護団体を平時から各国に組織すること、その目的のために国際的な条約を締結することを訴えた。一八六三年二月に赤十字国際委員会が設立され、その年末までにいくつかの国がデュナンの提案に賛同する意向を示した。こうして、翌一八六四年に戦時に敵味方なく傷病兵の手当てを行うことを謳ったジュネーブ条約が締結された。戦争の経験が重要な枠組みを生み出したのであった。赤十字社は第一次世界大戦以降の戦争での活躍のみならず、現在では、幅広い国際保健協力の重要なアクターである。

感染症との闘いが遺したもの

ペストとコレラを通じて、人類社会は科学技術（医学）と公衆衛生インフラの重要性を認識した。共同体内部の枠組みに加え、国際的な管理枠組みの必要性も認識された。

しかし、その試みには、関係諸国の様々な思惑が障壁となって、合意の形成にはずいぶんと時間を要した。一九〇三年の国際衛生協定の締結は、ようやく形成された国際条約という点で、画期的なものであったが、それだけでは感染症への対処として不十分であった。締約国が義務を適切に果たしているか監督するメカニズムも不十分であったし、パンデミックが起きた時に状況を判断したり、指揮をとったりする国際組織も存在しなかった。ロンドンやパリ以外の都市に関しても、強靭《きょうじん》な公衆衛生インフラを整備する必要もあったし、感染症を予防するためのワクチンや治療法の開発も必要であった。それらが実現するのは、第一次世界大戦後のことであった。

第1章　二度の世界大戦と感染症

感染症は平時においても人類にとっての脅威であるが、戦時中は人々が不衛生な環境に置かれ、激しいストレスに晒《さら》されるため、感染の危険性がいっそう高まる。また、万が一、感染症が流行すれば、戦況にも大きな影響を与えうる。第一次世界大戦では、スペイン風邪、マラリア、チフスなどの感染症が交戦国の多くで流行した。他方、一九三九年に始まる第二次世界大戦では、感染症による死者の数は第一次世界大戦に比してずいぶん抑えられた。二つの世界大戦の間には一体何が起きたのだろうか？

第一は、国際保健協力の進展である。第一次世界大戦の経験を経て、各国は感染症の管理には、国際協力が必要であると認識するに至った。しかもその内容も、起きてしまった感染症の流行を管理することにとどまらず、そもそも感染症が蔓延しないことを目指す、幅広い保健協力が含まれるようになった。

戦間期における第二の変化は、医学の発展であった。第二次世界大戦では連合国の陣営はペニシリンを携帯し、マラリアに対抗するために、抗マラリア薬クロロキンと殺虫剤DDTを用いた。また、各種感染症に対してワクチンの接種も試みられるなど、科学技術の発展が病との闘いを大きく助けた。他方、科学技術の力は、病との闘いにおいて万能ではなかった。本章では、二つの世界大戦において人類はどのように感染症と闘ったのか、その経験はどのような教訓を遺《のこ》したのかを見ていきたい。

1　第一次世界大戦と感染症

塹壕での生活

一九一四年夏、ドイツ、オーストリアを中心とする同盟国と英仏露三国を中心とする協商国との間に第一次世界大戦が勃発《ぼっぱつ》した。夏に始まった戦争は当初、クリスマスまでに決着がつくと予測されていた。しかし、機関銃や戦車、毒ガスなど、それまでの戦争で使われたことのない威力の大きな武器が登場し、各陣営の兵士たちは、非人道的な攻撃をかわすべく、塹壕《ざんごう》を築き、間もなく膠着《こうちゃく》状態に入った。科学史家のジョン・バリーによれば、兵士たちは湿気が多く、不衛生な塹壕に長くいることを強いられ、赤痢《せきり》、発疹チフス、コレラのほか、シラミが媒介する塹壕熱や麻疹《はしか》も蔓延したという。

塹壕での生活を余儀なくされた兵士たちの間には、塹壕足と呼ばれる、凍傷と水虫の複合した症状もよく見られた。塹壕足になると、患部が壊疽《えそ》を引き起こし、最悪の場合、患部を切断せねばならなかった。このほか、実際の戦闘では、砲弾によって受けた傷口から細菌が入り込むことによって引き起こされるガス壊疽（筋肉の感染症で患部からガスを発生する）と破傷風《はしょうふう》（破傷風菌が産生する神経毒素により強直性痙攣《けいれん》を引き起こす感染症）も問題となっていた。サイエンスライターの佐藤健太郎によれば、傷口からの感染症での死者数は、戦闘による死者の数に匹敵するくらい多かったという。

他方、そのような事態に人類が全く無力であったわけではなく、医学の発展が一定の役割を果たした。たとえば一九世紀に登場した消毒薬は傷口の消毒に利用されたし、戦闘の最中には輸血が行われた。また、体内の弾丸、榴散弾《りゅうさんだん》の破片を確認するために、野戦病院ではレントゲンが活用された。チフスについては、大戦中にヒトジラミが発疹チフスを媒介することが確認され、シラミ駆除が行われた。しかし、この時点においては、個々の感染症に対する有効なワクチンや治療法の実用化はまだその途上であった。

マラリアの流行とキニーネの限界

大戦中はマラリアも猛威を振るった。マラリアとは寄生虫プラスモディウムを有する蚊が人を刺すことによって、人から人へと感染する。感染すると高熱を出し、インフルエンザのような症状を呈する。現在でも、図1-1に示されている通り、中央アフリカやアジア、中南米を中心とする熱帯地域で感染が続いている。

マラリアはもともと、アフリカの風土病であり、一九世紀以降のヨーロッパ諸国による植民地開拓・支配の過程で、大きな懸念材料となった。たとえば一八九五年に発足したイギリスの第三次ソールズベリー内閣で植民地大臣を務めたジョゼフ・チェンバレンは、マラリアに感染している現地人からヨーロッパ人を隔離することが得策だと考え、あらゆる新設建物を現地人居住域から隔離するように植民地の総督たちに指示した。科学ジャーナリストのソニア・シャーによれば、このような方針に基づき、たとえばイギリスの植民地であったシエラレオネのフリータウンでは、高地にヨーロッパ人専用の飛び領地が建設され、現地人の立ち入りが固く禁止されたという。

第一次世界大戦中、マラリアはバルカン半島を中心に猛威を振るった。バルカン半島をブ

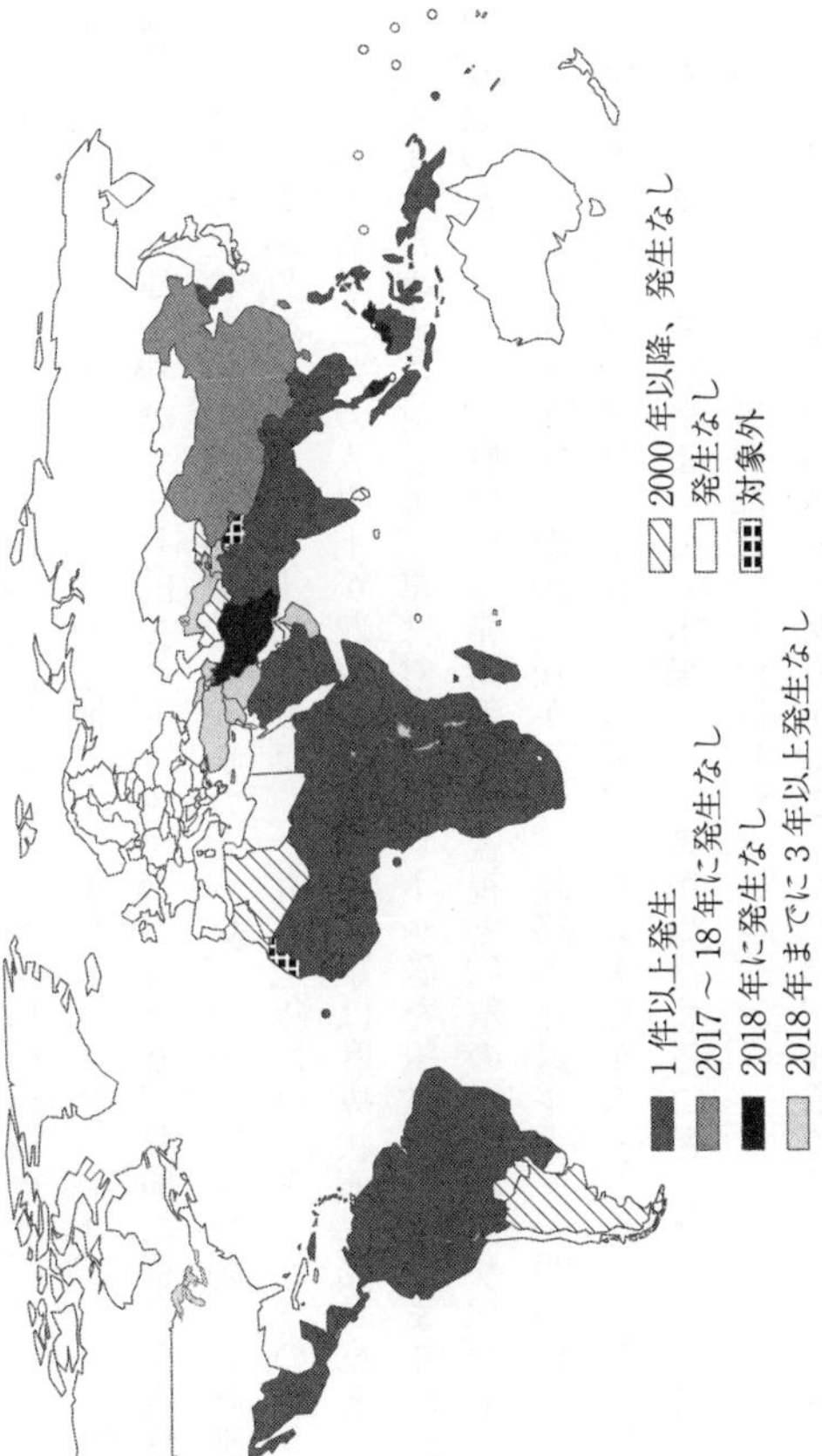

図1-1　2000年にマラリアが国内発生した国とその2018年までの状況
出典：WHO, *World Malaria Report*, 2019より作成

ルガリアからギリシャに向かって流れるストゥルマ川の流域には、マラリアの原虫が生息していた。一九一五年、フランスの指揮の下、イギリス、フランス、イタリアの六〇万人の部隊がセルビア軍を援護する目的でストゥルマの谷を下り、湿地に幕舎を設営した。幕舎の各テントの中にはおびただしい数の蚊がいたといい、一九一五年以降、各陣営では、マラリアによる死者が急増した。シャーによれば、一九一七年には、ギリシャのサロニカの病院にマラリアの患者兵士六万人以上が収容され、英仏の軍は麻痺《まひ》状態に陥ったという。

このような事態に対して、軍は対蚊パトロール隊を組織し、水たまりに油を撒《ま》き、植物を刈り取った。しかし、戦場では常時敵軍の監視と砲撃のもとにあり、対策には限界があったという。終戦の後も事態は改善しなかった。陸路の撤退ルートが開かれると、重症の感染兵士たちが本国へ送還され、それによってバルカン半島からヨーロッパの各地へ感染が拡大したためである。それによって、本来マラリアが流行することのない、北方のドイツ海岸や北極海に位置するロシアの都市でも流行したという。

マラリアの感染メカニズムが明らかにされたのは、前章で見たペストやコレラと同じく、一九世紀末であった。一八八〇年には寄生虫プラスモディウムが発見され、またキナの木の樹皮（キニーネ）は発病を防いだり、軽減する効果があることもわかっていた。キニーネと呼ばれるこの抗マラリア治療薬は、マラリア原虫のライフサイクルを遮断し、その増殖を防ぐ働きをする。

しかし、そもそもキナの木が希少であることから、キニーネの入手は容易ではなく、不快な副作用があることも問題視されていた。副作用はキニーネ中毒と呼ばれ、耳鳴り、聾《ろう》、吐き気、視力障害のほか、稀《まれ》に白血球の劇的な減少、腎不全などを引き起こし、死に至ることもあった。第一次世界大戦中には予防用のキニーネが存在したにもかかわらず、以上のような副作用のため、兵士たちが処方通りにキニーネを服用しないことがあまりにも多く、感染を広げることとなったという。

アメリカの参戦とスペイン風邪

第一次世界大戦と感染症というテーマで多くの人の頭にまず浮かぶのは、マラリアよりもスペイン風邪であろう。ソニア・シャーによれば、マラリアも甚大な被害をもたらしたが、死者の数ではスペイン風邪がそれを凌《しの》いだため、マラリアの影響が霞《かす》んだという。一九一八年にアメリカで発生した新型のインフルエンザは、兵士や船の移動とともに世界各地に広められた。普通のインフルエンザとは異なり、死者の大半が二〇代・三〇代の若者だったこともあり、人類史上、最大規模の死者を出すこととなった。正確な死者数を把握することは困難であるが、ある統計によると、一九一八〜二三年の間に世界で約七五〇〇万人が犠牲になったとされる。

アメリカはもともと大戦に参戦していなかったが、ドイツの無制限潜水艦戦の攻撃を受けて、一九一七年四月、当時のウッドロー・ウィルソン大統領はドイツに宣戦布告した。アメリカが参戦した後の一九一八年初頭、アメリカのカンザス州ハスケル郡で新型のインフルエンザが発生し、ウイルスは州を東に横断し、広大な陸軍基地へと広がった。ジョン・バリーによれば、米陸軍基地からフランスへの兵士の移動に伴い、ヨーロッパにも感染が拡大し、南米、アジア太平洋、アフリカへとウイルスが蔓延したという。

フランスでの感染拡大は一九一八年四月に始まった。フランス北西部ブルターニュ半島に位置するブレストにアメリカ軍兵士が上陸した後、ブレストを起点としてヨーロッパ全体へ感染が拡大した。四月末にはパリを襲い、ほぼ同時にイタリアを襲った。同じ頃、イギリス陸軍とドイツ軍でも患者が発生した。しかし、アメリカをはじめとする多くの感染国では、兵士の士気を損ないかねないとして、インフルエンザ流行に関する報道は控えられていた。

他方、大戦で中立を維持していたスペインでは、一九一八年五月、国王アルフォンソ一三世や首相、政府高官が次々とインフルエンザに感染し、新聞の報道はインフルエンザで埋め尽くされた。このようにスペインの新聞で特に取り上げられたことから、いつしか「スペイン風邪」と呼ばれるようになったという。

スペインを経由したインフルエンザは、ポルトガル、ギリシャを襲い、六月から八月にかけて、イギリス、デンマークとノルウェー、オランダとスウェーデンを襲った。さらに、船や兵士の移動とともに、インド、オセアニア、ロシアと北アフリカにも達した。

強大化したインフルエンザ

このように世界中を席巻《せっけん》するなかで、インフルエンザは一九一八年八月に変異し、未曽有《みぞう》の威力を持つインフルエンザの爆発的な流行が始まった。流行はシエラレオネのフリータウン、フランスのブレスト、アメリカのボストンという三つの港町で同じ週に始まった。アメリカでは九月にボストン近郊の陸軍キャンプで感染が拡大し、キャンプ全体が混乱状態に陥った後、同年秋にはフィラデルフィア、ニューヨークなどアメリカ全土に広まった。

インフルエンザの大流行は、戦場と一般市民の生活双方に打撃を与えた。アメリカの歴史学者アルフレッド・クロスビーによれば、フランス陸軍では、一九一八年秋の流行以降、インフルエンザを理由に最前線から退避した兵士の数は、兵士全体の約半数近くにまで及んだという。アメリカのペンシルバニアでは、一九一八年一〇月、電信電話会社の社員八五〇人がインフルエンザのため欠勤し、警察や児童福祉局も社員の罹患《りかん》により、業務に支障をきたした。『シアトルタイムズ』は、一九一八年一〇月五日の記事で、シアトルの教会、学校、劇場など公共の施設がインフルエンザのため、法令によって閉鎖されていることを伝えている。二〇二〇年三月にも、世界各地で似た状況が見られることからは、感染症の威力がいかに不変であるかを示している。

終戦後もその影響は続き、一九一九年一月に始まったパリ講和会議でも、ウィルソン米大統領をはじめとするアメリカ代表団員が罹患した。その後もインフルエンザの流行は続いたが、感染の威力は落ちていった。ウイルスが変異して普通のインフルエンザのありようと同じになったからであり、また人々が免疫を獲得したからであった。

2 大戦後のチフス

第一次世界大戦における以上のような感染症の流行は、国際協力の必要性を広く認識させる契機となった。国境を越える感染症に対しては、国単位の対策ではあまりにも無力であった。大戦前から国際協力の必要性は認識されていたが、それをうまく調整できる主体も存在しなかった。なるほど、前章で見た通り、第一次世界大戦前において、国際衛生協定(一九〇三年)とそれを監督する国際公衆衛生事務局が存在し、その二つを軸として感染症情報に関する国際ネットワークは存在していた。しかしその機能はコレラ、ペスト、黄熱病という特定の感染症に限定され、インフルエンザやマラリアは対象ではなかった。

　第一次世界大戦の後、人類史上初めての普遍的国際機関である国際連盟が設立されると、国際連盟は「国際協力の必要性」を具体化していった。その内容は、感染症情報の管理にとどまらず、パンデミックが起きた際の対処、そのような惨事を未然に防ぐための調査・研究も含め、多角的なものであった。

赤十字社連盟のイニシアティブ

　大戦後のヨーロッパはチフスに苦しめられた。チフス（発疹チフス）とはシラミによって媒介される感染症であり、戦争、貧困、飢餓など社会的悪条件下で流行することが多い。日本では一九一四年に七〇〇〇人を超える患者発生が見られたが、以降減少、第二次世界大戦前後に再び患者数が増加した。一九五三年以降は一九五七年の一例を除いて発生は見られていない。他方、現在でも、アフリカや中南米、インド、パキスタン、中国などでは、衛生状態を原因としてチフスの感染が見られる。もともとチフスはセルビアとロシアの風土病であったが、戦争中、東ヨーロッパとロシアで、不衛生・低栄養状態が温床となって感染を拡大した。戦争終了後は兵士や難民の移動、ロシア革命や内戦から逃れる人の波に乗って、東欧にチフスが拡大した。このような状況に対して、ポーランド保健省は国際公衆衛生事務局に支援を依頼したが、支援に足りるだけの資金や人材を用意できなかった。

こうしたなか、事態を大きく前進へと導いたのが赤十字社であった。一九世紀末、アンリ・デュナンによって設立された赤十字国際委員会は、第一次世界大戦終結前において、傷病兵の手当てという任務に加え、戦後の復興における自らの役割を検討していた。しかし、アメリカ赤十字社のヘンリー・ダヴィソンは赤十字国際委員会の動きを生ぬるく感じており、一九一九年、それに代わる赤十字の新たな国際組織として、赤十字社連盟を設立した。ダヴィソンは、赤十字社連盟が国際連盟の、保健衛生分野におけるパートナーとなるべく、起草中の連盟規約のなかで赤十字社連盟の地位が明記されることを期待していた。しかし、国際連盟と非政府組織の連携に慎重な意向を示していた政府が少なくなく、結局、国際連盟規約第二五条は、保健衛生問題に関し、篤志の赤十字組織と協力すること、という曖昧《あいまい》な記載にとどまった。

感染症委員会の発足

それでも赤十字社連盟は引き続き、東欧でのチフス問題に尽力した。一九一九年一月に始まったパリ講和会議に出席したダヴィソンは、連合国の首脳たちにチフスの流行への注意を促した。同年五月、ダヴィソンはアメリカ、イギリス、フランス、イタリアの保健分野の高官を集めて調査団を結成し、ポーランドへ派遣した。ダヴィソンとしては、赤十字社連盟が国際連盟からの資金援助と連合国軍からの輸送支援を得て、東欧における救済事業を組織化しようと考えていたが、イギリスの支持が得られず、実行には移されなかった。

実際、調査を行ってみると、大規模な流行が起きており、赤十字社連盟だけでは、対応に限界があることがわかった。そこで白羽の矢が立ったのが国際連盟であった。一九二〇年一月に発効した国際連盟規約では、その第二三条で病気の予防と撲滅に取り組むことを規定しており、東欧のチフスは国際連盟の管轄事項となった。国際連盟の初代事務総長に就任したイギリスのエリック・ドラモンドは、連盟の既存の部局では対処しきれないので、保健問題専門の部局を設置する方向性を示した。

一九二〇年二月に開催された国際連盟の理事会では、東欧のチフスに対してなんらかの手段を講じなければ、ドイツ、フランスなど西ヨーロッパにも感染が拡大し、戦後の産業再建や復興に深刻な影響を与えうるとの懸念が共有された。当時のポーランドでは、ロシアから押し寄せる人の波で、制御に向けたいかなる試みも効果がなく、感染者の数は増える一方であった。翌月に開催された国際連盟理事会では、駐仏ポーランド大使が連盟に対して、支援を要請した。

一九二〇年四月には、ドラモンドのイニシアティブで、国際連盟主催の国際保健会議が開催された。会議では、国際連盟に常設の保健機関を設立すること、そしてポーランドにおけるチフスへの対処という二つの議題が議論された。後者に関しては、ポーランドの細菌学者ルドヴィック・ライヒマンがチフスの現状を報告し、支援のための国際委員会を設置し、ポーランドに派遣することを提案した。計画は承認されたものの、資金を集めるのに時間がかかり、一九二一年二月に、ようやく感染症委員会が結成され、ポーランドに派遣された。

感染症委員会は、資金や人材が限られているなかで、最も緊急性の高いニーズと最も被害が深刻な地域に焦点を当てて活動を展開した。活動内容としては、石鹸《せっけん》や医薬品、食料品や救急車を病院に提供することに加え、ポーランド保健省や赤十字社連盟など多様なアクターの活動を、重複のないように調整した。このほか、国境線沿いや交通の要衝に衛生施設を設置し、旅行者、列車、住民に対して体系的に、感染の有無を確認し、感染者に対してはシラミの駆除と治療を行った。感染症委員会の活動の結果、ポーランドの状況は大幅に改善され、委員会の活動は国際的に大きく賞賛された。また委員会の活動は、国際連盟の下に常設の保健組織を作ろうという動きを大きく後押しした。実際、感染症委員会で中心的な役割を果たしたライヒマンは、国際連盟保健機関が設立されると、保健部長として責任者の地位に就くこととなる。

ロシアへの支援

一九二〇年四月に開催された国際保健会議では、感染症委員会の設置と並んで、連盟内に常設の国際保健機関を設置することにも合意がなされた。感染症委員会の目覚ましい活躍にも大きく後押しされ、一九二一年八月に国際連盟保健機関暫定保健委員会が設置された。暫定保健委員会の最初の議題は、感染症委員会の活動をロシアにも拡大するか否かについてであった。ロシアはチフスの発生地であったが、国際連盟に加盟しておらず、ポーランドを中心とする近隣諸国と緊張関係にあった。そのような政治的な事情と感染症委員会派遣の必要性が天秤《てんびん》にかけられたのである。結局、ライヒマンのイニシアティブで、一九二一年九月、ロシアに現状を調査するための委員会を派遣することが決まり、保健部長ライヒマンとその部下であるノーマン・ホワイトがモスクワに調査に赴いた。専門的事業としての性格が強かった当時は、現在とは異なり、政治的対立を乗り越えて協力することが、部分的には可能であったのだ。

調査の結果、ロシアにおける悲惨な状況が明らかとなった。回帰熱《かいきねつ》（齧歯類小動物、鳥類などを保菌動物とし、野生のダニやシラミによって媒介される細菌感染症）とチフスが制御不可能な程度に流行しており、コレラ、ペスト、天然痘、赤痢も流行していた。またロシア西部をカスピ海に向かって流れるボルガ川流域ではマラリアも流行していた。ライヒマンとホワイトは、ロシアに感染症委員会を派遣することを決定し、一九二一年一一月にロシアに委員会が派遣された。歴史学者のアイリス・ボロウィーによれば、委員会は国際連盟の難民高等弁務官として、捕虜の帰国やロシア難民の支援を行っていたノルウェーのフリチョフ・ナンセンの協力を得ながら、ポーランドと同様の事業を展開し、状況の改善に大きく寄与したという。

3 国際保健協力の発展

国際連盟保健機関は感染症委員会の活躍が認められ、一九二三年秋に常設機関へと昇格した。その後は、「健康」の意味を広義に捉《とら》え、感染症の管理にとどまらず、そもそも病気にかからないように栄養価の高い食事をとることを推奨したり、公衆衛生インフラの整備に注力したり、総合的に人間の健康を高める事業に従事した。そのようなアイデアは、国際連盟保健機関を率いたライヒマンのほか、当機関に多くの資金を投じたロックフェラー財団が強く推奨していたものであった。そして国際連盟保健機関の活動と「健康」の広義の解釈は、戦後、WHOにも引き継がれることとなる。本節では、国際連盟保健機関がどのような活動に取り組んだのかを簡単に紹介していきたい。

マラリアへの取り組み

国際連盟保健機関の活動のなかで特筆すべき活動の第一は、マラリアへの取り組みであった。大戦中、バルカン半島とトルコを中心に猛威を振るったマラリアは、兵士の帰還によって、ヨーロッパ、アフリカやアジアにも感染が拡大した。国際連盟保健機関保健部長のライヒマンは一九二三年、「マラリアは疑いなく、ヨーロッパにおける最も重要な感染症の問題」と語った。

一九二三年春、アルバニア政府が国際連盟保健機関に対して、積極的にマラリア問題を検討するよう依頼し、一九二四年、マラリア委員会が設置された。委員会はアメリカのロックフェラー財団から資金を得て、各国の現状調査を行ったほか、バルカン半島で灌漑《かんがい》施設の整備にも取り組んだ。アイリス・ボロウィーによれば、マラリア委員会は各国のマラリアの専門家を集めて共同研究を促したり、スタディーツアーを実施したり、マラリアに対する国際協力母体を形成することに大きく貢献したという。

なかでも、マラリア委員会による専門家育成事業は特筆に値する。この分野の専門家が十分ではない現状を懸念し、若い研究者に助成金を与え、専門家の下に留学させ、研修を行うプログラムを開設した。また、専門家を招いた講義を各地で開催するなどして、国際的な人材育成に尽力した。一九二六〜三〇年の間に定期的に開催されたプログラムには、二五〇人以上の専門家や専門家の卵が参加した。またプログラムの企画や運営にあたっては、ロンドン熱帯医学研究所の所長アーサー・バルフォアや、ハンブルク熱帯医学研究所所長のベルンハルト・ノホトら、著名な研究者が尽力し、彼らの国際的ネットワークの育成にも大きく貢献した。これらの事業は第二次世界大戦後、国連やその関連機関による開発支援プログラムのモデルともなった。

植民地での活動

マラリア委員会は植民地での活動にも従事した。一九二九年には、当時、イギリスの支配下に置かれていたインドに調査団を派遣し、感染の状況やキニーネの需給状況などを調査した。これに引き続き、オランダ領東インド、イギリス領のマラヤとセイロンでも同様の調査が実施された。いずれの地でも、調査の結果に基づき、感染者に対するキニーネを用いた治療に加え、予防としての衛生インフラの整備やマラリアの専門家育成事業が展開された。アイリス・ボロウィーによれば、一九三三年には、アフリカでも同様の事業が始められたという。

前述の通り、国際連盟保健機関の活動の特徴は、感染症の管理にとどまらず、広く健康を享受できるような環境作りを目指すものであった（社会医学的アプローチ）。マラリアについても、治療のみならず、予防も含めた事業が植民地で展開されたが、それによって植民地におけるずさんな保健行政の現状が明らかになることもしばしばあった。

感染症情報業務

国際連盟保健機関の特筆すべき二つ目の活動は、感染症情報業務であった。前章で見た通り、戦前の保健協力は、ペスト、コレラを中心とする特定の感染症情報の管理であったが、連盟はその取り組みをより包括的なものへと発展させた。ジュネーブには感染症情報局が設置され、国際衛生協定の監督主体である国際公衆衛生事務局のほか、ワシントン、アレクサンドリア、シンガポール、シドニーに設置された各地域局と定期的に感染症情報のやり取りを行った。

一九二五年には日本の要請で、シンガポールに国際連盟極東支部シンガポール感染症情報局が設置された。第一次世界大戦前より、アジアではペストやコレラを中心とする感染症が蔓延していたが、有効な国際協力枠組みが存在せず、日本の要請によって一九二二年に国際連盟保健機関から調査団がアジアに派遣された。その報告に基づき、一九二五年シンガポールに設置された感染症情報局は、各地の感染症情報を無線で集め、それを週報にまとめて関係国に送付していた。一九二六年には国際衛生協定のなかで、シンガポール局が公式に国際公衆衛生事務局の協力者に認定され、国際条約を運営する上でも重要な役割を果たした。シンガポール局と通信を行っていた港の数は、一九二五年には四七港であったが、翌年には二倍近くに増え、一九二八年には三倍近くに増えていった。一九三八年には地中海から東アジアに至るまで、約一八〇の港がシンガポール感染症情報局と通信を行っており、感染症情報ネットワークの形成に大きく寄与した。そしてこれらの情報は後述の通り、第二次世界大戦が始まると、主に連合国軍に活用されることになる。

国際標準化事業

国際連盟保健機関の特筆すべき三つ目の活動は、血清やビタミンなどの国際標準化であった。一九世紀以降、医学の発展によって血清療法やワクチン、治療薬が次々と登場するなかで、化学物質を測定する方法や単位は国際標準化されておらず、国際共同研究や、薬・治療法の国際流通にとって大きな支障となっていた。当時、北里柴三郎《きたさとしばさぶろう》やドイツのパウル・エールリッヒらによって、免疫血清を患者に与えて疾病を治療する血清療法の研究が進められ、ジフテリア、破傷風、梅毒《ばいどく》などに関して血清療法が実用化されていた。他方、血清中の抗毒素を測定する定量は、国際標準化されておらず、たとえばジフテリアの血清については、エールリッヒが考案した方法が多くの国で用いられていたという。

しかし、第一次世界大戦が勃発したことにより、エールリッヒのフランクフルト研究所に代わって、アメリカの衛生学研究所が新たな基準を設置し、第一次世界大戦終結時点で、ジフテリア血清の測定基準としては、ドイツ型とアメリカ型の二つが並存していた。こうした状況を改善すべく、国際連盟保健機関の下に標準化委員会が設けられ、加盟国の主要研究所、研究者を集めて、血清の国際標準化が試みられた。

標準化委員会は血清のほか、ビタミンの標準化にも取り組んだ。一九二〇年代には新しいビタミンが次々と発見され、最終的にどのくらいのビタミンが発見されるのか、わからない状態であった。一九三一年六月に開催された会議では、ビタミンA、D、B、Cに関して、測定値の標準化が検討された。一九三二年には性ホルモンの標準化も検討され、一連の取り組みによって、国際統計や国際ガイドラインの作成、治療や医薬品の国際流通の道が大きく開かれた。

保健協力と国際政治

以上の通り、国際連盟保健機関は専門家たちを中心に、専門技術的な活動に従事してきたが、その活動に国家間の対立・緊張関係が反映されるケースや、逆に活動が政治的対立の緩和剤として用いられるケースも見られた。

その顕著な事例は、ドイツをめぐるものであった。第一次世界大戦で敗戦国となったドイツは、近隣国の反対もあり、国際連盟に加盟できなかった。他方、ドイツが医学の先進国であることは疑いようがなかった。一九〇〇～二〇年の間にドイツが受賞したノーベル生理学・医学賞は一二に及んでおり、一九世紀以降、この分野で多大な貢献を行ってきたドイツを保健協力から除外することは、あまりにも非合理的であった。アイリス・ボロウィーによれば、ライヒマンら国際連盟保健機関の高官たちは早いうちからドイツとの協力関係を模索し、たとえば標準化会議にノホトら、ドイツ人研究者を招待していたという。このような動きに対して、フランス、ベルギーは会議への参加を拒否することもしばしばあったという。

しかし、一九二五年にロカルノ条約が締結され、一九二六年にドイツが国際連盟に加盟すると、ヨーロッパの国際関係は協調の時代に入った。保健協力もその影響を受け、一九二六年以降は、たとえばドイツのノホトが率いる研究所がマラリアの専門家育成事業を展開するなど、保健事業はドイツと連盟をつなぐ重要な連結点となり、その機能は、一九三三年にドイツが国際連盟を脱退すると通告した後も存続した。

日本に関しても、国際保健協力は似たような機能を果たした。日本は国際連盟保健機関の事業を通じて、アジアにおける衛生先進国であることを世界にアピールし、国際的なステイタスの向上を図ろうとしていた。たとえば一九二五年には国際連盟主催のスタディーツアーを日本で実施したり、シンガポール感染症情報局副次長のポストを長く維持したり、著名な栄養学者を国際連盟に派遣したりしていた。日本はドイツと同じく、一九三三年に国際連盟に脱退通告を行うが、その後も保健協力にはとどまり、その関係は一九三八年まで続いた。連盟の事務総長もこの点に注目し、日本を国際連盟に引き戻す上で保健事業を重視した。

4　第二次世界大戦における薬の活躍

残念ながら、そのような期待が満たされることはなく、一九三九年には二度目の世界大戦が勃発する。満州事変をめぐる日本と国際社会の亀裂はあまりに大きく、保健協力はそれを埋め合わせるのにあまりに微力であった。他方、この大戦では第一次世界大戦と異なり、感染症による死者はそれほど多くなかった。ペニシリンや抗マラリア薬の登場など、医学の発展に大きく助けられたためである。

サルファ剤の登場

二〇世紀初頭、エールリッヒと秦佐八郎《はたさはちろう》によって、梅毒の治療に有効なサルバルサンが開発された。サルバルサンは人工的に合成された有機砒素《ひそ》化合物で、これによって化合物で感染症の治療を試みる化学療法の道が開かれた。科学者たちは、各種細菌に有効な化合物を探索し始め、その一つの産物が、細菌感染症に対する治療薬サルファ剤の登場であったという。一九三五年、ナチス施政下のドイツで、細菌学者ゲルハルト・ドーマクが世界初のサルファ剤系合成抗菌薬を発表した。その技術はすぐに他国に広まり、フランスやアメリカなどの製薬会社がサルファ剤の製造・販売に乗り出した。サルファ剤はレンサ球菌感染症のほか、肺炎や産褥熱《さんじょくねつ》、髄膜炎などの細菌感染症を治療するために用いられたという。大戦が始まるといずれの軍もサルファ剤を携帯したが、開戦の時点ですでに耐性菌が現れており、戦争ではペニシリンが主流となっていった。

ペニシリンの登場

サルファ剤にも増して、第二次世界大戦で活躍した薬がペニシリンであった。一九二八年、イギリスの科学者アレキサンダー・フレミングは病原菌に対して阻止力、殺菌力、溶菌力を有する物質を発見し、ペニシリンと名づけた。アメリカの医学者ハリー・ダウリングによれば、その後、実用化までには時間を要し、第二次世界大戦開戦後にようやく、ペニシリンがブドウ球菌感染症、ガス壊疽菌、骨髄炎、梅毒など多様な感染症に対する有効な化学療法であることが認められたという。

多岐にわたる効能が明らかになり、また大量生産が可能であったことから、大戦では主に連合国によって活用された。一九四二年以降、アメリカの製薬会社はペニシリンの大量生産に乗り出し、一九四四年ノルマンディー上陸作戦を経てドイツ占領地域に侵攻した際にも、連合国軍は傷病兵を治療するのに十分な量のペニシリンを携帯していたという。

他方、軍が厳しくその生産と管理を統制したこともあって、市場では高価で品薄となり、ペニシリンの闇《やみ》取引も横行した。アメリカの映画監督・俳優のオーソン・ウェルズが出演している古典的名画『第三の男』（一九四九年）にはその様子が描かれている。第二次世界大戦直後のオーストリア・ウィーンでは、ドイツと同様、連合国による分割占領が行われていた。軍の間ではペニシリンが十分に行き渡っていたが、軍が厳しく統制していたため、一般市民の間ではペニシリンは品薄であった。そうしたなか、ペニシリンの闇取引が横行する。オーソン・ウェルズが扮《ふん》するハリーは軍病院の関係者とペニシリンの闇取引を行い、薄めて量を増やした粗悪なペニシリンを一般市民に売りさばく。ペニシリンへの過度な期待から、藁《わら》にもすがる気持ちでやっと入手できた（粗悪）ペニシリンを親たちは子供たちに投与する。「死ねば運が良い方で、不幸だと脳をやられて（髄膜炎に罹患）施設に行く」。

戦後しばらくすると、ペニシリンは、どこにいても入手できる身近な薬となった。第二次世界大戦前後のペニシリンの広告からは、ペニシリンを大量生産することで、多くの人の命が救われるのではないかという期待がうかがえる。医療現場では「とりあえずペニシリンを投与する」という治療法が横行した。そのような負の産物を生み出しつつも、第二次世界大戦で感染症による死者の数が大きく抑えられたことにおいて、ペニシリンの果たした役割には疑う余地がない。

抗マラリア薬クロロキンの登場

第一次世界大戦と同様、第二次世界大戦でも地中海沿岸やアジアを中心に、マラリアの流行が見られた。一九四三年にはイギリス軍がシチリア侵攻中にその多くがマラリアに感染した。ソニア・シャーによれば、太平洋戦では、ニューギニアとガダルカナルで何万もの兵がマラリアに罹患したという。また、佐藤健太郎によれば、戦争末期には、沖縄本島から石垣《いしがき》島《じま》や西表島《いりおもてじま》へ住民の疎開が行われ、疎開先で一般市民がマラリアに感染するケースも見られたという。

マラリアに対しては前述の通り、キニーネが抗マラリア薬として利用されていた。しかし、キナの木が希少であったことから、大量生産することができず、戦争の一環として、キニーネの争奪も繰り広げられた。たとえばヒトラーが一九四〇年オランダに侵攻した際、ドイツ軍はアムステルダムの商店からキニーネを強奪した。シャーによれば、一九四二年には日本がインドネシアに侵攻した際、キナの木のプランテーションをいち早く支配下に置いたという。

ただし、キニーネには、前述の通り、大量生産ができないこと、また副作用が強いというデメリットがあった。それを埋め合わせたのが大戦の後期に登場したクロロキンであった。ハーバード大学の学生であったロバート・バーンズ・ウッドワードがキニーネの人工合成に成功した。これによってキニーネの構造が明らかとなり、科学者たちはキニーネの構造を参考にして、様々な化合物を合成し、キナクリン、クロロキン、メフロキンなど、抗マラリア作用を持つ化合物を創出した。クロロキンはキニーネと同じく、マラリアの原虫を殺害する一方、キニーネほど副作用が強くないという特徴があった。また、人工化合物なので大量生産できる点で、キニーネよりも大きく進歩した抗マラリア薬であった。しかし、クロロキンはその後、重大な副作用が問題となり、日本でも販売中止に至った。

DDTの活用から禁止へ

クロロキンと並んでDDT（ジクロロジフェニルトリクロロエタン）という殺虫剤も第二次世界大戦中、マラリアに対して使われた。DDTは有機塩素系の殺虫剤で、一九三九年にそ

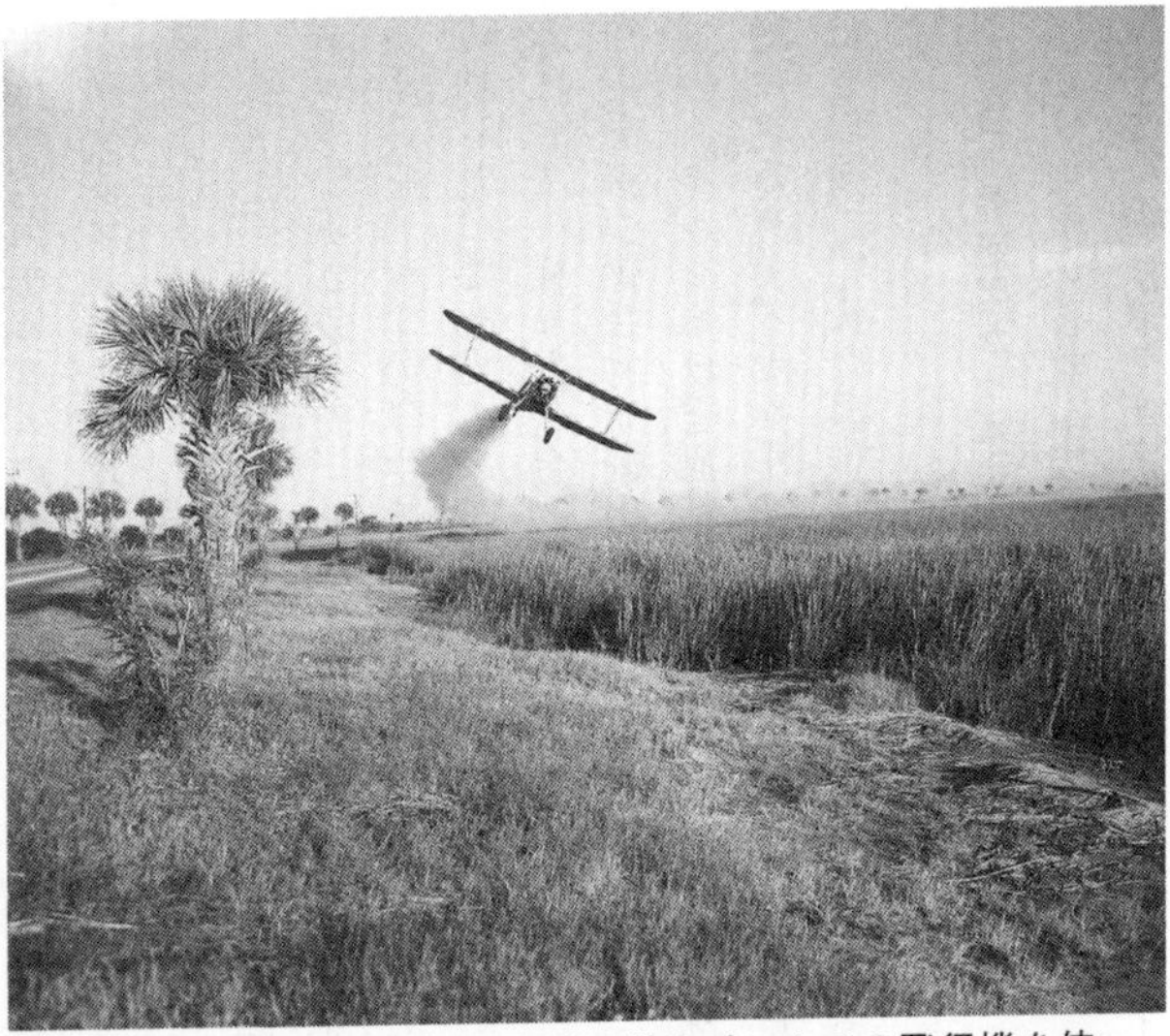

図1－2　アメリカ・ジョージア州サバンナでの飛行機を使ったDDT散布（1950年）
出典：Everett Collection/アフロ

の殺虫効果が発見された。ソニア・シャーによれば、DDTは旧式の殺虫剤に比べて、その効果が長期間継続し、特定の生物のみに薬剤の効力を発揮し、それ以外のものには比較的影響が小さいことに注目が集まったという。他方、環境に残留し続けることへの懸念は、早くから一部の研究者の間で懸念されていた。

それにもかかわらず、第二次世界大戦では、主に連合国軍によってDDTが活用された。一九四三年、戦後の復興を担う連合国の組織として、連合国救済復興機関が設立されると、同機関はサルディーニャ島からマラリアの媒介蚊を全滅させることを目指し、ＤＤＴを散布した。これを契機として、世界の各地で、図１－２で示されているように、飛行機を使って大規模なＤＤＴの散布も行われた。

ＤＤＴの散布によって、媒介蚊の個体数自体は減少した。しかし、使用開始からわずか数年で、ＤＤＴに対して耐性を持つ蚊が出現した。クロロキンについても同様に、耐性の問題が生じた。マラリアの原虫は新たに出現した抗マラリア薬に耐える能力を獲得し、そのような薬剤を使用すればするほど、薬の効かない原虫が育った。また、戦後、ＤＤＴは環境汚染物質であるとされ、かつ人体に対しては発がんの可能性が指摘されているため、日本をはじめとする多くの国で製造・使用が禁止されてきた。

このようなこともあり、現在でも、マラリアは主に熱帯地域を中心に、人類の脅威であり続けている。ＷＨＯによると、二〇一五年には世界で二億人以上がマラリアに感染し、四〇万人以上が死に至っている。戦後のマラリアへの取り組みは次章で詳しく見ていくこととしたい。

第二次世界大戦と国際保健協力

以上の通り、第一次世界大戦と比べて、第二次世界大戦では、医学の貢献により、感染症による死者数が大幅に抑えられた。それに加え、戦間期に発展した国際保健協力の枠組みも、感染症情報の提供において役割を果たした。

そもそも国際連盟は、二度と世界大戦を引き起こさないために設立されたが、一九三〇年代以降、国際社会が再び戦争へと向かっていくなかで、連盟に対する国際的な信頼は大きく失墜していた。他方、国際連盟保健機関には開戦以降、感染症情報の提供を中心として、支援の要請が多数寄せられた。一九四一年から四三年半ばまでの間に、各国の研究所、政府の保健当局、国際機関などからマラリアやチフスなどの感染症情報、難民キャンプの衛生情報などを求めて一五〇件以上の問い合わせが国際連盟保健機関に寄せられた。同機関に残っていた二人の国際官僚レイモンド・ゴーティエとイブ・ビローは組織の存続をかけて、押し寄せる問い合わせに真摯《しんし》な対応を続けていた。

情報のやり取りには当初、ドイツを含む枢軸国も含まれていたが、一九四〇年以降はもっぱら連合国との協力に転じていった。終戦までほぼ途切れることなく、ゴーティエとビローは感染症週報を発行し、そのなかで発疹チフス、腸チフス、赤痢、ジフテリア、結核、マラリアなど多様な感染症情報を盛り込み、連合国陣営に届けていた。一九四四年五月には、アメリカのワシントンDCに国際連盟保健機関の分局として保健研究支局を開設し、国際連盟保健機関と連合国の協力の拠点となった。

感染症情報以外の協力も展開された。一九四二年ゴーティエは連合国からの要請を受けてロンドンへ赴き、医療スタッフや医療設備を緊急性の高さに応じて振り分け、戦時における保健医療体制を整える事業に関与した。このほか、食糧事情が逼迫《ひっぱく》してくると、戦前、国際連盟保健機関が手がけていた栄養事業に注目が集まり、同機関が作成した栄養の手引書が連合国で参照された。

国際機関の活動が、戦争の一陣営を助けるものとして機能したことは、いかに保健協力と国際政治が密接に関わり合っているかを示している。国際連盟保健機関の支持した連合国が戦争に勝利したことで、国際連盟の経験は戦後に継承されることとなった。戦後の保健協力の枠組みは、連合国を中心に戦時中からその構想が練られ、国際連盟保健機関も深く関与した結果、科学の知見を活用すること、健康への幅広いアプローチを活用することがその軸に据えられた。

以上、二つの戦争を通じて、人類は病との闘いにおいて、国際保健協力と医学研究の重要性を認識し、それが戦後の保健協力の基軸となった。そのような体制のもとで、病との闘いはどうなっていったのか。次章では、天然痘、ポリオ、マラリアという三つの感染症に焦点を当てて、戦後の保健協力の行方を追っていきたい。

第二次世界大戦後に設立された世界保健機関（WHO）は、設立当初から国際政治と密接に関わり合ってきた。設立のイニシアティブをとったのは、第二次世界大戦の連合国、なかでもアメリカであったし、現在に至るまでアメリカや日本など大国が多くの資金を分担している。

しかし注意すべきは、WHOの活動が国際政治の流れに受身的ではなかったことだ。たとえば、第二次世界大戦中、国際連盟保健機関の専門家たちは早々に戦後の国際保健機関構想を作成し、そのアイデアはWHO憲章の土台となった。戦後のWHOは米ソ冷戦など、国際政治の影響に晒されつつも、専門家たちを中心に、各国の関与をうまく活用しながら、地道な実績を積み上げてきた。すなわち戦後の保健協力は、国際政治の影響を受けつつも、そのなかで、いかにその本来の目的——可能な限り最高水準の健康を達成する——を確保していくかの闘いでもあった。

本章では、WHO設立の過程を見た後、WHOの下で展開された三つの感染症対策プログラムの様子を追う。なぜ、天然痘は根絶に成功し、マラリアとポリオはまだ根絶されていないのか？　その背景には、ワクチンや治療法の発見といった問題に加え、国際政治上の要因も関係している。天然痘、ポリオ、マラリアという三つの感染症に焦点を当てて、戦後の保健協力の行方を追っていきたい。

1　WHOの設立

「健康」の新しい解釈

第二次世界大戦中、国際連盟保健機関の二人の専門家ゴーティエとビローは、戦後の国際保健機関構想を練っていた。そのなかで特筆すべきは、「健康」の新しい解釈であった。ゴーティエは一九四三年の構想のなかで、今や「健康（Health）」とは単に病気にかからない状態を指すのではなく、肉体的、精神的、道徳的に健全な状態を意味すると述べ、国際連盟保健機関は清潔な居住環境の整備や栄養状態の改善など、幅広い事業を通じて、「健康（Health）」の達成を追求してきたと記した。そして戦後においても、連盟の取り組みを継続していくことを提案した。健康に関するこのような解釈は、専門家たちの努力により、WHO憲章序文に明記されることとなる。

サンフランシスコ会議での進展

ゴーティエらの戦後構想は、この時点では実現される見込みはほとんどなかった。国際連盟保健機関は連合国に信頼されていたとはいえ、所詮《しょせん》「失敗した組織」という烙印《らくいん》が押された国際連盟の一組織であることに変わりなかったからだ。

転機となったのが、国際連合（国連）設立会議として、一九四五年四月から六月にアメリカで開催されたサンフランシスコ会議であった。国連憲章を起草する目的で開催されたこの会議で、ブラジル代表が、戦前の国際保健事業の有用性を指摘し、戦後は輸送の増大によって、感染症蔓延の危険性がさらに高まると警鐘を鳴らした。そして国際協力が促進されるべき分野の一つとして、国連憲章に「健康（Health）」を明記すること、既存の国際保健事業を軸に、国連の下に唯一の国際保健機関を迅速に設立することを提案した。さらにブラジル代表は、数ヶ月以内に国際保健機関を設立する目的で、国際会議を開催すること、アメリカが設立を主導することを提案した。この提案は全会一致で採択され、国連憲章第五五条には、保健分野の国際協力を推進することが、国連の機能の一つであると記された。

サンフランシスコ会議での決定以降、国際保健機関設立に向けた動きはアメリカのイニシアティブのもと、進められていった。アメリカは第一次世界大戦のスペイン風邪の経験から、戦後、再び同様の事態が起きることを未然に防ごうという意図があった。それに加え、国際保健協力を国連の主要な事業の一つに位置づけることが、戦後のアメリカ社会、そして国際社会における平和と繁栄につながるという期待もあった。たとえば一九四五年一〇月、米上院議員ジョセフ・ボールらが米議会に提出したレポートでは、生活水準の高い国ほど、アメリカ製品の購買力が高いこと、世界の多くの地域で感染症が蔓延すれば、アメリカの海外市場にも大きな影響を与え、国内経済もその打撃を被ることに触れ、保健協力の進展がアメリカの経済的繁栄にとって不可欠であると指摘された。

この時期のアメリカは保健問題に限らず、食糧、経済・金融など専門分野ごとの国際的協力を戦後の国際秩序の基盤と位置づけ、それらの専門機関を国連に先駆けて設立していた。たとえば一九四三年の連合国食糧農業会議では、国連食糧農業機関（Food and Agriculture Organization：FAO）の設立が合意されたし、翌一九四四年のブレトン・ウッズ会議では、世界銀行と国際通貨基金の設立が合意された。アメリカのイニシアティブは、保健問題への適切な取り組みが戦後の国際社会の平和と安定に寄与するという期待に裏付けられたものであった。

影の立役者たち

他方、アメリカのイニシアティブには、影の立役者がいた。前章で述べた通り、国際連盟保健機関の国際官僚たちと英米保健省は、第二次世界大戦中より頻繁に接触していた。一九四二年ゴーティエは連合国からの要請を受けてロンドンへ赴き、戦時における保健協力活動に関与した。一九四四年八月には、当時ワシントンに渡っていたゴーティエは、アメリカ公衆衛生局長官トーマス・パラン主催の夕食会に招待され、衛生局の幹部らとともに、戦後の国際保健機関について会談を行った。パランはゴーティエが一九四三年に作成した戦後構想を読んでおり、ゴーティエに対し、この構想を土台としつつ、国連設立という状況の変化を視野に入れて改訂するように依頼した。一九四五年一〇月、ゴーティエとビローはこの要請に応じる形で、構想を改訂し、大筋で英米の支持を得た。

自らの構想を起草し、英米保健省の支持を取り付ける傍ら、ゴーティエとビローは「世界的に見て主要な保健省である」イギリス保健省とアメリカ公衆衛生局が合意できるような、なんらかの総則を打ち立てられれば、設立のプロセスはスムーズになるだろうとして、両者に早期の合意形成を促した。その後押しを受けて、アメリカの公衆衛生局と国務省は一九四五年一〇月、ゴーティエたちの戦後構想を土台として、国際保健機関の憲章草案を作成した。同年末には、ワシントンでアメリカの国務省と公衆衛生局、イギリス、フランス、中国、ソ連の専門家たちが集まり、国際保健機関の機能と目的について、大まかな合意が形成された。特に、ゴーティエたちの働きかけ通り、イギリス保健省医務長官とアメリカ公衆衛生局医務長官との間には、一九四五年末から国際保健会議が開催される一九四六年六月にかけて、国際保健機関設立に向けた活発なやり取りが交わされた。

加盟国と名称をめぐる駆け引き

一九四六年六月に、WHO憲章起草のための国際保健会議がニューヨークで開催された。国際保健機関を戦勝国の組織ではなく、敗戦国も含めた、世界的なものとするためには、大戦における敵味方関係なく代表を集めるべきだとアメリカは考え、その提案に則《のっと》り、当会議には五一の国連加盟国のほか、ドイツ、日本、朝鮮半島の連合国総司令部、オーストリア、イタリアからも代表がオブザーバーとして参加した。

会議の争点は、敗戦国の加盟を認めるか否かであった。イギリスは国連非加盟国のWHO

への加盟には慎重な姿勢を示したのに対し、アメリカは新たに設立される保健機関はすべての国に開かれたものであるべきだとして、国連加盟国に限らず、ＷＨＯ憲章に署名するすべての国に加盟の道を開くべきだと主張した。結局、アメリカの主張通り、国連加盟国のみならず、ＷＨＯ憲章に署名したすべての国に加盟への道が開かれることとなった（憲章第四条・五条）。

これに関連して、国際保健機関の名称も議論された。イギリスは加盟国を国連加盟国に限定する意図で「国連保健機関（Health Organization of the United Nations）」を提案したが、加盟国を国連加盟国に限定するべきではないとの反対にあい、「世界」保健機関（World Health Organization）という名称に決まった。

非自治地域の加盟をめぐって

加盟国に関連して、非自治地域の加盟資格も問題となった。当時はまだ、アジアやアフリカを中心に、多くの地域が植民地支配下に置かれていた。また、日本やドイツなど、旧枢軸国に関しても、主権を回復していない地域がいくつかあり、これらの非自治地域の加盟をどうするかという問題があった。これらの地域が加盟するための資格として、分担金の支払いなど、正式加盟国とほぼ同じ権利と義務を享受するものの、世界保健総会で投票権が授与されない「準加盟資格」が提案された。この提案に対し、当時、まだ植民地を有していた国々は反発し、妥協の結果、当該非自治地域に関して宗主国の承認があって初めて、非自治地域は準加盟資格を申請できることとなった。

多くの支配地域を抱えていたイギリスはこれに納得せず、非自治地域に準加盟資格を認められた場合にも、当該地域に対して宗主国から代表を派遣できる仕組みを模索した。これに対し、世界保健総会に唯一、アフリカの主権国家として参加していたリベリア代表は、宗主国の人物ではなく、非自治地域出身の人物が代表として派遣される仕組みを提案した。会議ではイギリスとリベリアの攻防が見られたが、結局リベリアの提案通り、準加盟資格を認められた地域は、現地出身の人物を代表として派遣すべきことが明記された（憲章第八条）。植民地システムを内包した国際連盟とは異なり、国連の下では設立後早々、反帝国主義を支持する動きが、植民地システムを固持しようとする勢力より優勢であったことを示している。

冷戦の影響

会議では冷戦の始まりを受けて、ソ連グループ（ソ連、ウクライナ、ベラルーシ）と他の連合国の立場の違いが顕在化した。もちろん、その他の連合国の間にも、前述の通り、加盟国や組織の名称などの細かい問題に関して、対立は見られたが、世界大の国際保健機関を設立するという方向性に関しては、ソ連以外の連合国は一致していた。他方、ソ連はそもそも、国連が安全保障以外の問題を扱うことに消極的であり、一九四四年のブレトン・ウッズ会議、一九四五年のユネスコ設立会議などに参加していなかった。国連の活動が主権国家の裁量を狭めかねないことを懸念したためである。国際保健会議には参加したものの、準備会議の段階で、他の連合国との間に、意見の違いが明確であった。そのため、議論を円滑に行うための妥協策として、国際保健会議の議長にアメリカの代表、副議長にはソ連の代表がそれぞれ据えられた。

それでもなお、国際保健会議では、ソ連グループと他の連合国の立場の違いは大きなものであった。たとえば、当初、二一ヶ国が批准すれば、WHO憲章が発効し、WHOが設立される予定であったが、ソ連は憲章の発効を遅らせようと、国連加盟国の過半数である二六ヶ国の批准を提案した。会議が膠着状態に陥ることを恐れた英米は、この提案を受け入れたが、憲章発効に必要な批准国の数が二一から二六に増えたことで、発効は難しくなり、WHOの設立は、会議から二年を要することとなった。このほか、ソ連グループは、国連安全保障理事会（安保理）のように、WHO執行理事会にも常任理事国制度を設けるべきだと提案したが、強い反対にあい、実現には至らなかった。

WHOの本部をどこに設置するかという議論にも、ソ連グループと他の連合国の間で対立が顕在化した。イギリスは、WHOが国連本部と緊密な関係を図りつつ、事業を進める必要があるとして、ニューヨークに本部を設置することを強く促した。アメリカは表立っては支持しなかったものの、WHOへの自国の影響力を確保する上でも、ニューヨークに本部を置くことを好都合だと考えていた。他方、ソ連グループは、アメリカのWHOへの影響力が大きくなることを懸念し、パリに本部を置くことを提案した、結局、本部の所在地に関しては結論に達せず、二年後の一九四八年にジュネーブに決定された。このように、WHOは、冷戦の妥協の産物として設立されたのであった。

国際政治とのせめぎ合い

WHO憲章は会議の終盤、一九四六年七月二二日に六〇ヶ国によって署名された。憲章の序文では、「健康（Health）」の定義として「単に疾病又は病弱の存在しないことではなく、身体的、精神的、社会的に完全に健康な状態」と明記された。国際連盟保健機関のもとで生み出された「健康」の幅広い解釈が実現されたのであった。そして、達成可能な最高水準の「健康」を享受することが、すべての人間の基本的な権利の一つだと謳い、すべての人の「健康」を確保することが世界の平和と安全の達成にとって不可欠だと記された。この原案はゴーティエが執筆したもので、国際連盟保健機関の活動経験と理念が反映されたこととなる。この憲章が二六ヶ国によって批准された一九四八年四月七日にWHOは設立された。会議から設立まで二年を要したのは、前述の通り、英米とソ連との間で妥協が図られ、発効に必要な批准国の数が当初の二一から二六に増えたことによるものであった。

以上見てきた通り、WHOは国際政治の動向と密接に関わり合いながら設立された。国際連盟保健機関の活動は戦時中、連合国を大きく助けたし、WHOの設立を主導したのは、アメリカとイギリスであった。WHOの地域分権化や組織構造、本部の場所を決定するにあたっては、英米の意見が反映されるなど、当時の国際政治力学が如実に反映された。

その一方で、WHOは必ずしも、大国の影響力に受身的であったわけではない。準加盟資格をめぐるイギリスとリベリアの攻防で、後者に軍配が上がったことからは、当時においてすでに、反帝国主義を支持する動きが、植民地システムを固持しようとする勢力より優勢であったことを示している。またそもそも、WHO設立に向けたお膳立てを行ったのは、国際連盟保健機関の国際官僚たちであった。

確かに、戦後においても、日本や西ドイツが国連加盟への布石として、WHOへの正式加盟を目指したり、後述の通り、米ソがそれぞれその冷戦戦略の一環としてマラリアと天然痘プログラムを支援するなど、WHOはたびたび国際政治の影響を受けてきた。しかし、加盟国の利己的な考えに翻弄《ほんろう》され続けたわけではなく、関係国の関与を保健協力に活用する動き

——たとえば冷戦下での米ソの専門家レベルの協力など——も確かに見られ、両者のせめぎ合いが戦後の国際保健協力を築いてきたのであった。以下では具体的な事業を通じて、そのせめぎ合いの様子を見ていきたい。

2　天然痘根絶事業

WHOはすべての人の達成可能な最高水準の「健康」の達成を目指し、国際保健協力における規範の設定者——薬や治療法、ワクチンに関するガイドラインの策定や国際共同研究の推進など——として機能してきた。そのようななか、WHOにとって輝かしい功績となったのが天然痘根絶事業であった。紀元前から長く人類を悩ませてきた天然痘は、WHOによる根絶プログラムの結果、一九八〇年五月、根絶が宣言された。

恐れられた疫病

天然痘は紀元前より、伝染力が非常に強く死に至る疫病として人々から恐れられてきた。今から三〇〇〇～三五〇〇年前に亡くなったエジプトのラムセス五世も、そのミイラから天然痘に感染していたことがわかっている。一〇世紀頃までに地中海沿岸部を中心として、ヨーロッパで感染が拡大し、ヨーロッパ諸国がアメリカ大陸やアジア、アフリカに進出するにともない、世界各地に感染が拡大していった。

天然痘のウイルスはヴァリオラと呼ばれ、媒介物が存在せず、人間にしか感染しないという特徴がある。感染は一般的に、ウイルスを含んだ患者の唾液《だえき》を介して、対面の接触によって起こる。潜伏期間は約一週間で、発症すると高熱と寒気、頭痛など風邪とよく似た症状が見られる。二、三日たつと熱は引くが、口の中や顔と身体に赤い発疹が現れる。発疹は次第に膿疱《のうほう》となり、咽喉《いんこう》の膿疱は患者が飲食することを困難にする。顔や身体にできる膿疱は皮膚の奥深くに入り込み、煮だるような痛みを引き起こす。その後、膿疱はカサブタとなり、カサブタがとれると治癒したことになるが、皮膚の深くまで達した傷は生涯残る。また、生き延びた者のなかには失明する者が少なくない。WHOの天然痘根絶チームのリーダーを務めたドナルド・ヘンダーソンによれば、二〇世紀初頭まで、天然痘は多くの地で、失明の主要な原因であったという。

ジェンナーが一八世紀末にワクチンを開発するまで、患者の隔離、感染の疑いがある人の検疫を行う以外、有効な対処法は存在せず、薬草を用いるなど、伝統療法もはびこっていた。天然痘特有のものとしては、赤色を用いるというものがあった。ドナルド・ヘンダーソンによれば、ヨーロッパでは、赤色が天然痘患者を治癒させるという迷信があり、中世の頃には、患者を赤色の服でくるんだり、部屋を赤色の紙で覆ったりすることが試みられたという。日本でも天然痘の患者の衣類を赤色ずくめにする、患者の部屋に赤い衣類をつるすという風習が広まった。福島県会津《あいづ》地方の郷土玩具である赤べこや岐阜県飛騨《ひだ》地方のさるぼぼなど、子供向けの郷土玩具に赤いものが多いのはそのためである。

天然痘予防接種の登場

天然痘と人類との闘いを大きく助けることとなったのが、天然痘の予防接種（種痘）の登場であった。一七九六年、イギリスの医師エドワード・ジェンナーは乳搾りの女性が命を落とす危険がない牛痘にはかかるけれど、天然痘にはかからないことに注目した。ジェンナーは牛痘患者の手にできる水膨れの中に、なんらかの予防物質が含まれているとの仮説を立て、それを検証するべく、水膨れの中の液体の一部を少年に接種した。

一七九七年以降、ジェンナーは実験の結果を論文にまとめ、イギリス王立協会の機関誌に数回投稿したが、協会はアイデアがあまりに画期的で、まだまだ実験を重ねる余地があるとして掲載を拒否した。ジェンナーは自身で小冊子を出版し、予防接種の手順が公開された。それから三年以内に、イギリスでは一〇万人以上の人が予防接種を受け、ジェンナーの小冊子は六ヶ国語に翻訳されたという。

天然痘の予防接種の登場により、人類は病気を予防できるようになり、広く感染症一般と人類との闘いにおいても大きな転機となった。そもそもワクチンとは、病原体から作られた無毒化あるいは弱毒化された抗原を投与することで、体内に病原体に対する抗体産生を促し、感染症に対する免疫力を獲得するものを指す。ワクチンを接種することにより、あらかじめウィルスや細菌（病原体）に対する免疫を作り、病気になりにくくする、あるいは感染した時の症状を和らげることを目指すものである。

ヘンダーソンによれば、一八八一年には、フランスの細菌学者ルイ・パストゥールによって、ワクチンという言葉の語法は、それまでの天然痘ウィルスに対するものに加え、病気に対する免疫を作り出すあらゆる予防接種物質を含むものへと拡張されることとなった。

フリーズドライ・ワクチンの普及

種痘の導入によって天然痘による死者数は激減したが、この時期のワクチンは常温で二、三日しかもたず、遠くへ届けることができないという問題があった。ヘンダーソンによれば、そのため、天然痘の流行は断続的に見られ、たとえば第一次世界大戦後のヨーロッパでは、大戦後の混乱に乗じて天然痘が流行し、年間約二五万人が亡くなったとされる。

一九四〇年から五〇年代にかけては輸送手段の改善と公衆衛生設備の改善により、多くの国でワクチン製造の工場が設置され、各国で一定量のワクチンを製造できるようになった。植民地を有していたイギリスやフランスでは、比較的早期に天然痘を抑制できていたが、植民地と本国との人の行き来により、一部の港湾都市では流行が継続していた。そのため、英仏の植民地では、他国に先駆けて、ワクチンの接種が義務化されたり、ワクチン製造工場が造られたという。

一九四〇年代末、イギリスの科学者レスリー・コーリアはワクチンを低温で凍結し、水蒸気圧以下に減圧して氷を昇華させ、乾燥させてフリーズドライ・ワクチンを製造した。このワクチンは数ヶ月もち、四五度以上の暑さにももちこたえるものであった。一九五〇年代末には、一度に何百本ものワクチンをフリーズドライできる機械が完成し、ユニセフは各国の研究所にこのフリーズドライヤーを備え付けた。フリーズドライ・ワクチンの登場によって、先進国で生産されたワクチンを熱帯地域に届けることが可能となった。

ソ連のイニシアティブ

WHOでは設立当初から天然痘を重要な保健課題の一つと認識していた。一九四八年の第一回世界保健総会では、天然痘の共同研究委員会が設置され、その後、数年にわたって天然痘ワクチンの改善などについて研究が重ねられた。一九五三年の世界保健総会では、当時の

WHO事務局長のブロック・チゾムが天然痘根絶に向けた五ヶ年計画を提案した。提案の背景には、天然痘で苦しむ人を削減したいという思いに加え、根絶事業で実績を上げ、WHOの国際的評判を上げたいという思いもあった。

しかし加盟国の多くは、天然痘はあくまで地域の課題であり、グローバルな課題として多くの予算をつぎ込むことをよしとしなかった。WHOによれば、この総会では結局、いくつかの感染国への資金援助とワクチンの提供に関する合意が形成されるにとどまったという。この一九五三年の世界保健総会では、アメリカの後押しを受けてマラリア根絶プログラムが採択され、この後しばらく世界の注目は、マラリアに注がれることとなる。

煮え切らない状況を打開したのはソ連であった。WHO設立後、一度も世界保健総会に代表を派遣してこなかったソ連が、初めて一九五八年の世界保健総会に代表を派遣した。その席でソ連の代表がワクチンの接種による天然痘根絶計画を提案した。当時のソ連では近隣のアジア諸国から天然痘が持ち込まれ、それまで流行していなかった中央アジアで天然痘の流行が始まっていた。ソ連では一九三〇年代にワクチンの接種によって国内の感染を抑えた経験があり、フリーズドライ・ワクチンが登場したことを受けて、世界で根絶を目指そうと提案したのであった。

提案は承認されたものの、計画を具体化するための資金がついてこなかった。計画の実行可能性についても、疑問視する声が少なくなかった。根絶のためには世界中のすべての人にワクチンを接種する必要があったし、南米の熱帯雨林にまでくまなく接種して回るのは非現実的だとの見方もあった。さらにWHOに加盟していない国はどうするのかという問題もあった。WHO内部でも、天然痘と直接関係のない部局からは、天然痘対策だけにお金が注がれることに反対する声もあったという。

自らの提案がなかなか具体化されないことについて、ソ連代表は毎年の世界保健総会でその不満を漏らしていた。ソ連としては、国際協力によって天然痘の広がりを抑えたいという思いに加え、保健事業でアメリカに対抗しうるイニシアティブをとりたいという思いもあった。当時はアメリカの絶大な支持と資金を得てマラリア根絶事業（後述）が展開されており、ソ連の天然痘根絶に向けた提案には、保健問題に関して米ソの均衡を図る目的も含まれていた。しかし、ドナルド・ヘンダーソンによれば、多くの先進国――その多くは西側諸国であったが――はソ連が提案したプログラムに資金を供与することを拒否したという。

全人口の八割接種を目指して

一九六〇年代に入り、膠着状態を好転させる契機となったのが、皮肉にもアメリカの動きであった。当時のアメリカはベトナム戦争によって国際的信頼を大きく失墜させており、リンドン・ジョンソン米大統領はアメリカへの信頼を回復させる手段として、天然痘に着目した。一九六五年、アメリカは正式にWHOの天然痘根絶プログラムへの支持を表明した。

一九六六年の世界保健総会では、一九五八年に採択された天然痘根絶計画の強化策がアジア、アフリカ、ラテンアメリカ諸国の強い支持を得て採択された。翌一九六七年、アメリカは西アフリカと中央アフリカで天然痘根絶事業を展開し、このため、WHOの根絶チームはアジア、ラテンアメリカに注力したという。米ソの政治的関与を、WHOは天然痘根絶のためにうまく活用したといえる。

根絶チームのメンバーを務めた蟻田《ありた》功《いさお》によれば、根絶プログラムの主要方針は、天然痘が常に流行している三三ヶ国の全住民の八〇%に対して、三年以内にワクチンの接種を行うことであった。ワクチンの質と量の確保がプログラムの成功にかかっていたので、WHO対策本部は、世界各国に対して、国産ワクチンのサンプルを送付するように依頼し、その品質を調査した。その結果、世界で製造されているワクチンのうち、約三〇%しかWHOの品質テストに合格しなかったという。

WHOはアメリカ、ソ連、カナダ、チェコスロバキア、オランダの五ヶ国の研究所に協力を依頼し、天然痘のワクチン製造マニュアルを作成、そのマニュアルに依拠してワクチンを製造するよう各国に指導を行った。このほか、定期的にワクチンのサンプルを提出してもらい、テストに合格したワクチンだけを使用する方針をとった。不合格となったワクチンに関しては、当該研究所にWHOの職員を送り、製造方法の改善を指導した。

この甲斐《かい》あってか、世界のワクチン合格率は一九七〇年には八二%にまで改善された。またこの方法で、それまで国内でワクチンを製造できていなかった途上国（コロンビア、ブラジル、インド、インドネシア、バングラデシュ、ケニアなど）でもワクチン製造が可能となり、ワクチン不足を解消することもできた。

ワクチンの品質改善と並んで、接種方法の改善も課題であった。当初、接種の方法は二つあった。一つは、アメリカで主に使用されたジェット注射法と呼ばれるもので、ピストル型の筒を身体に当て、その先から吹き出すワクチン液の力で注射する方法であった。多くの人に迅速に接種できるという利点の一方で、すぐに故障してしまうという欠点があった。第二の方法は、主に途上国で使用されていた方法で、粉末ワクチンを溶かし、これを皮膚に塗りつけ、ナイフのようなもので軽く皮膚を傷つけて刷り込む方法があった。しかしこれは手間がかかり、痛みを伴うものであった。世界中の多くの人々に、素早く簡単に接種できる方法が待たれた。

そのようななか、登場したのが二叉針《にさしん》接種法と呼ばれるもので、二股に分かれた針の先をワクチン液に浸し、これを皮膚に一五回上下して接種する。この方法は痛みも少なく、普通の人でも簡単に接種でき、必ずしも医療従事者に頼る必要がないという利点があった。蟻田功によると、根絶チームは二叉針をドイツの会社で大量に生産し、一九六九年頃から各国で全面的に利用できるようになったという。ワクチンの質と接種方法の改善により、一九六〇年代末頃には全人口の八割にワクチンを接種するという当初の目標をある程度達成した。

米ソの協力

当時は米ソ冷戦の真っ只中《ただなか》であったが、プログラムの遂行にあたっては米ソの協調が見られた。一九六七年に強化プログラムが承認された後、ＷＨＯには根絶に向けた対策本部が設置された。ソ連はプログラムの提唱者であり、ソ連人がディレクターに就任することを期待していたが、指名されたのはアメリカ人のドナルド・ヘンダーソンであった。ソ連はこの人事を快く思わず、ＷＨＯに抗議した。就任後のヘンダーソンは、ソ連代表と連絡をとり、ソ連と関係が悪化しないように心を砕いたという。その甲斐あってか、プログラム開始後もソ連は協力的で、ＷＨＯにワクチンを寄付した。そのワクチンがＷＨＯの品質テストに合格せず、ヘンダーソンがモスクワを訪問して事情の説明にあたり、理解を求める一幕もあった。またＷＨＯのチームにソ連の専門家を雇用したり、米ソの研究所の共同研究も展開されたという。そのような協力が米ソの政治的デタント（緊張緩和）につながることはなかったが、

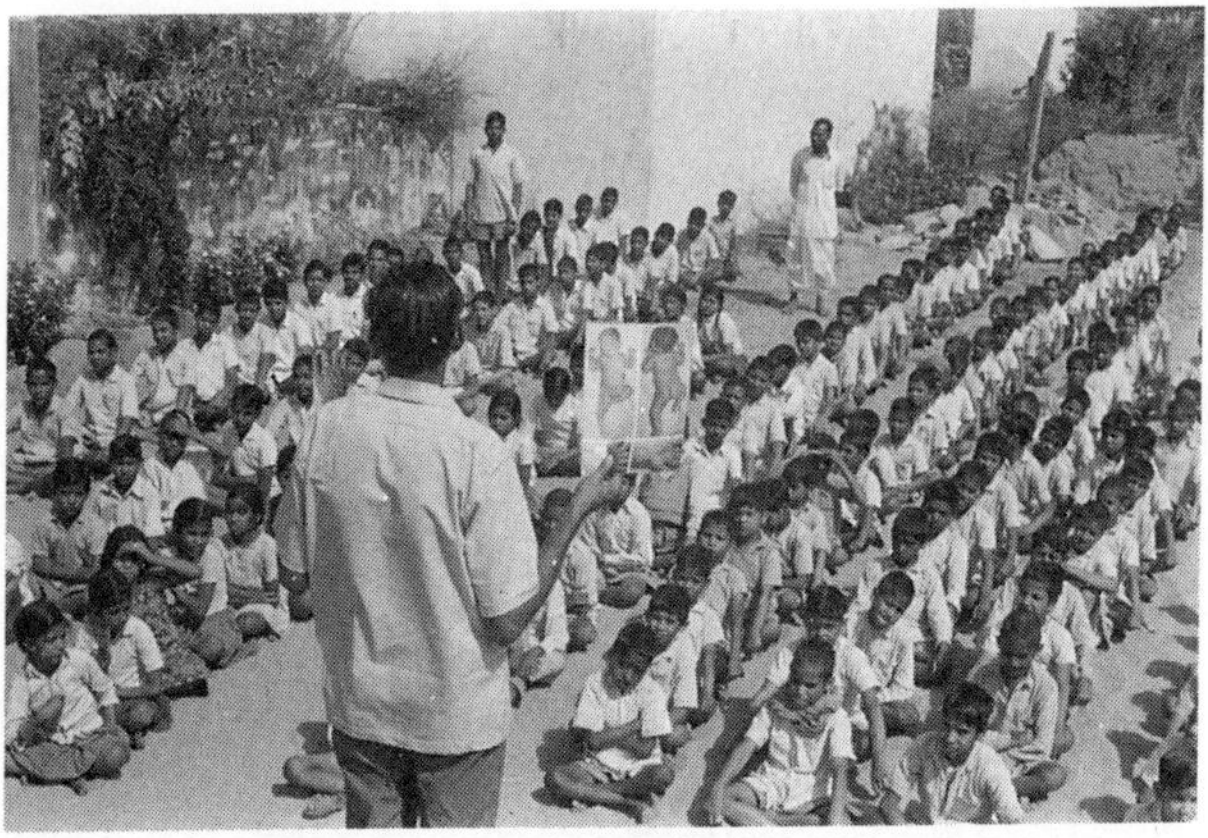

図2-1　患者発見カードを手に呼びかけるスタッフ
出典：©WHO/Ajaib S. Kochar, 1970-1979

米ソの関与をうまく活用する形で、天然痘との闘いは進められたのであった。

根絶に向けた努力

一九六八年からはWHOは全住民にワクチンを接種する方法から、発生している村を探し出し、その村をピンポイントで接種する方法に切り替えた。天然痘の患者は誰が見ても明らかな外見的特徴があるので、WHOはそれを写真カードにし、住民にそのような症状を呈する人を見たことがないか聞いて回り、患者を発見するという方法をとった（図2-1）。この方法で一九六八年末にはナイジェリアを除き、中央アフリカ、西アフリカで患者は確認されなくなった。蟻田功によれば、ナイジェリアでも一九七〇年の流行を最後に天然痘の流行が見られなくなったという。

プログラムの遂行過程では現地慣習とのぶつかり合いも見られた。アフガニスタンでは、接種を職とする人々が天然痘患者の膿《うみ》やカサブタを雪や氷の中に保存し、ワクチン代わりに接種するという慣習（人工天然痘接種法、人痘法）が存在していた。蟻田功によれば、WHOはこうした人々を探し出し、ワクチン接種に切り替えるための説得を試みたという。

アジアでは一九七七年のバングラデシュを最後に、患者は発見されていない。アフリカではゲリラ活動や戦争が行われているなか、ソマリアで患者を探す活動が続けられ、一九七七年一〇月にソマリアで最後の天然痘患者が確認された。その後二年間の監視期間を経て、一九八〇年五月WHOは天然痘の世界根絶宣言を行った。ちなみに「根絶」されたこととの意味であるが、ドナルド・ヘンダーソンによれば、地球上から天然痘ウイルスが完全に消滅したことを意味するのではなく、人類の間でウイルスの感染が見られなくなったことを意味する。

サンプルを破棄するか否か

その後も、米ソの二つの研究所が天然痘ウイルスのサンプルを保持してきた。このサンプルについて、一九八一〜八五年の毎年の世界保健総会では、破棄するか否かが議論されてきた。天然痘が流行していた国はウイルスの破棄を強く推してきたが、九・一一テロを挟んで、天然痘ウイルスを用いたテロの可能性も懸念され、万が一、そのようなテロが起きることに備えて、天然痘ウイルスを保持した方が良いという考えが、特にアメリカで強まった。一方で、万が一、ウイルスのサンプルが流出し、テロ支援国家やテロ組織の手に渡ることへの懸念もある。

二〇〇二年の世界保健総会では、アメリカがウイルス破棄の期限を設けないこと、特定のゴールが達成されるまではウイルスを保持することを提案し、採択された。WHOによれば、こうして現在でも、「研究上の理由」を名目に、アメリカ・アトランタのアメリカ疾病予防管理センターとロシア国立ウイルス学・生物工学研究センターの二つの研究所でウイルスのサンプルが保管されている。

3　ポリオ根絶への道

天然痘の根絶は他の根絶事業への筋道を作った。そして天然痘の次のターゲットとされたのがポリオであった。ポリオは二〇世紀初頭、多くの産業国家で、子供の身体麻痺を引き起こす病気として恐れられた。天然痘と同じく、人にしか感染せず、媒介物が存在しないため、ワクチンの接種によって有効に感染を予防できるという特徴がある。ポリオウイルスは口か

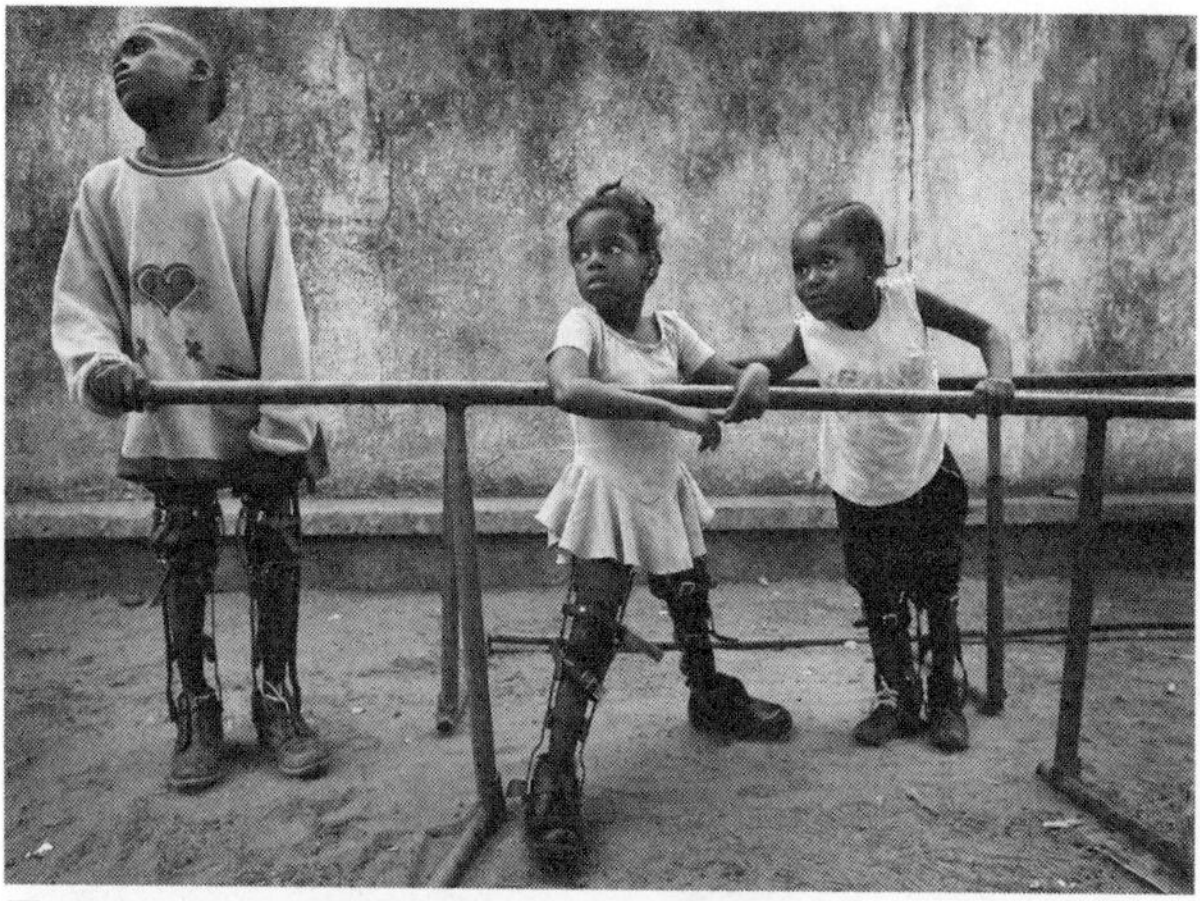

図２－２　コンゴ民主共和国のポリオ患者の子供たち（2006年）
出典：ロイター／アフロ

ら人の体内に入ると、リンパ節を介して血流中に入る。その後に脊髄を中心とする中枢神経系へ達し、四肢の麻痺を引き起こす（図２－２）。

他方、ポリオウイルスに感染したすべての人が発症するわけではなく、そのなかで典型的な麻痺型ポリオを発病するのは〇・一～二％である。麻痺型ポリオの症状としては、四肢の弛緩《しかん》性麻痺のほか、合併症として発語・呼吸障害が現れることがある。全面的に根治できる治療法はなく、ワクチンによる予防と、個々の症状に対する対症療法が中心となる。

二つのワクチンの登場

ポリオとの闘いにおいて転機となったのは、

一九五〇年代以降のワクチンの開発であった。一九五〇年代以降、不活化ワクチン(inactivated poliovirus vaccine：IPV)に次いで生ポリオワクチン(oral poliovirus vaccine：OPV)が開発され、定期接種されることにより多くの国でポリオ患者は激減した。

最初に登場したのはアメリカのピッツバーグ大学のジョナス・ソークによって開発された不活化ワクチンであった。不活化ワクチンは、ポリオウイルスをホルマリンで不活性化した

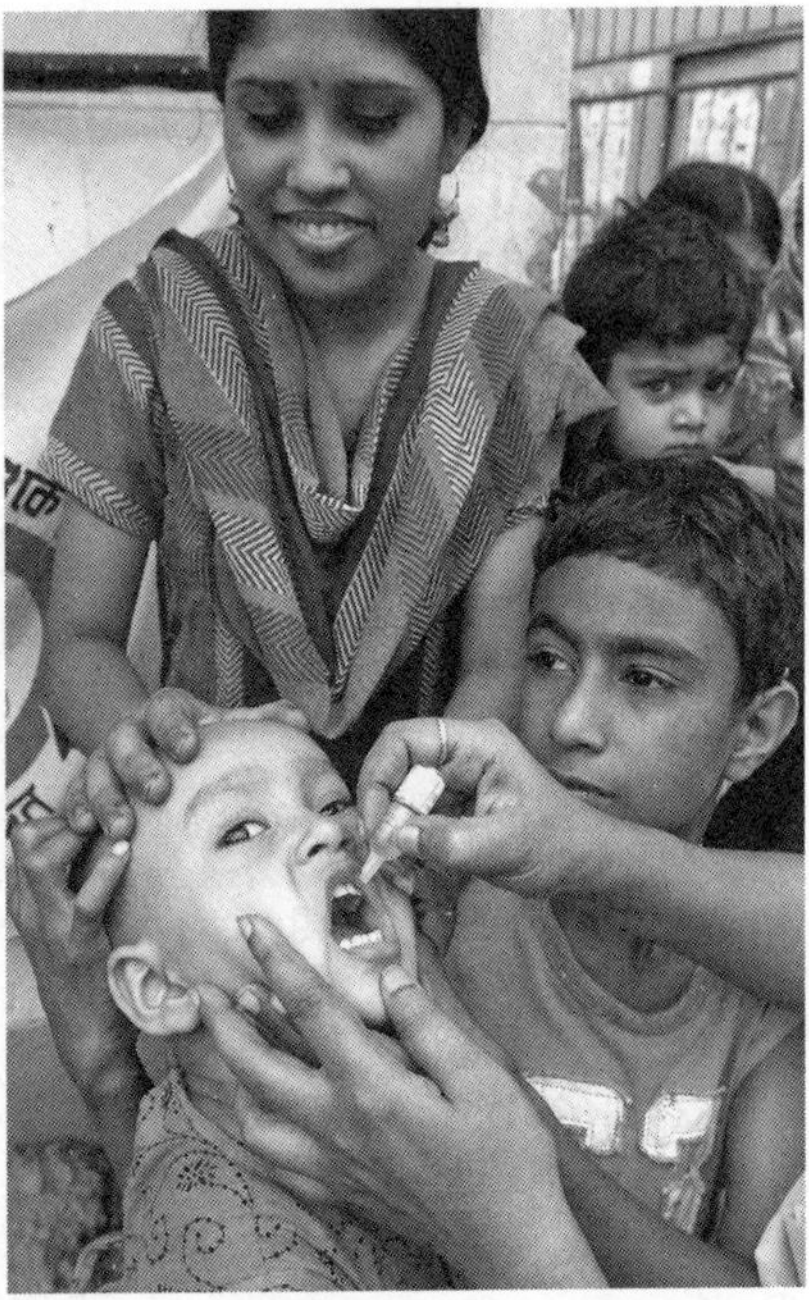

図2-3　生ポリオワクチンの接種(バングラデシュ、2007年)
出典：ロイター/アフロ

（殺した）ものでできており、三種のポリオ株（一型、二型、三型）すべてに有効である。同年、ソークのワクチンは治験の結果、アメリカ政府の認可を得た。一九五五年には不活化ワクチンはアメリカ、カナダ、デンマークで大規模に使用され、その他のいくつかの国でも使用された。不活化ワクチンは安全で有効であるが、注射で接種するので、医療関係者でなければ接種ができないこと、さらに高価であるという問題点があった。

他方、同じくアメリカのシンシナティ大学のアルバート・セービンは、弱毒化されているが、まだ生きているポリオワクチンを用いた生ポリオワクチンの開発に取り組んだ。生ワクチンは注射ではなく、経口接種なので、誰でも簡単に口に垂らすだけで、多くの人に接種できるという利点があった（図2－3）。

生ポリオワクチン実用化に向けた米ソ協力

セービンの開発した生ポリオワクチンの安全性と有効性を証明するためには、数百万人の被験者が必要だったが、アメリカではすでに不活化ワクチンの接種を受けた人がほとんどであったため、被験者となれる人が多くはなかった。他方、冷戦下でアメリカと敵対していたソ連では、ポリオ患者が急増していた。スターリンのもとでは、たとえ国民の健康のためとはいえ、アメリカとの協力には消極的であったが、一九五三年にスターリンが亡くなると、状況は変わった。ソ連の当局者はポリオ患者の増加を憂慮して、国際協力を模索するようになったのである。特にソ連のウイルス学者ミハイル・チェマコフは簡単でより安価な生ポリオワクチンに着目していた。米国務省は、当初はソ連との協力に慎重な姿勢を貫いていたが、生ポリオワクチンの開発にあたって米ソの協力の必要性を認識し、セービンの訪ソを許可した。ウィリアム・スワンソンによれば、こうして一九五六年以降、生ポリオワクチンの実用化に向けたチェマコフとセービンの協力が始まったという。

一九五九年ソ連とその衛星国では、チェマコフの強い働きかけにより、アメリカで開発された生ポリオワクチンの初の大規模臨床実験が実施された。治験の結果、WHOは有効性を認め、その後、WHOによるポリオ根絶プログラムのなかでは、生ポリオワクチンが主に用いられた。天然痘の時と同じく、米ソの協力が、ポリオとの闘いに大きく貢献したのであった。

ポリオワクチンをめぐる問題

一九八〇年に天然痘の根絶を達成したWHOは一九八八年、二〇〇〇年までにポリオの根絶を目指すプログラムに着手した。根絶プログラムの中心戦略はポリオワクチンの集団接種であり、二種類のワクチンのうち、主に生ポリオワクチンが使用されてきた。生ポリオワクチンの利点は安価であること（一回約一二円、対する不活化ワクチンの場合は一回二四〇円）に加え、舌の上に数滴垂らすだけで接種できる手軽さがあった。さらに、ワクチン接種を受けた子供の便の中にワクチンウイルスが排出され、家庭や遊び場、地域社会で未接種の子供にもそれを通じて免疫反応が広がることも利点であったという。

他方、生ポリオワクチンには問題もあった。生ポリオワクチンは弱毒化したウイルスを用いて、三種のポリオ株に対する免疫を誘導する。そのうち、二型ポリオウイルスはもはや自然界には存在していないが、稀にワクチンに含まれる二型ウイルスが病気を引き起こすことがある。そのため二型ウイルスを含む生ポリオワクチン（OPV三価）を使用する限り、二型ウイルスのポリオが流行する可能性が捨てきれず、生ポリオワクチン三価を接種する必要が出てくる。

もう一つの問題は、生ポリオワクチン投与者のうち、ごく稀にワクチン関連麻痺が出現することである。これは接種を受けた人だけではなく、その人を介して他者にも感染する。このような問題点を踏まえ、主に先進国では生ポリオワクチンから不活化ワクチンに切り替えられてきた。アメリカでは生ポリオワクチンが使われ始めた一九六〇年代はじめから、接種を受けた子供、あるいはその子供と直接接触した人に稀に麻痺が生じることが把握されており、一九九七年から生ポリオワクチンを段階的に廃止し、不活化ワクチンへの切り替えが行われた。

現在、先進国を中心とする四七ヶ国が不活化ワクチンのみを使用している。両方のワクチンを併用している国が二四ヶ国、生ポリオワクチンのみを使用しているのが一二六ヶ国である。途上国では、生ポリオワクチンの問題点を把握しつつも、不活化ワクチンに比べて圧倒的に安価で簡単に接種できる生ポリオワクチンに頼らざるをえないのが現状である（図2-4）。

WHOは従来、生ポリオワクチン三価を用いてきたが、以上のような問題を踏まえ、二〇一六年四月に、OPV三価から二型ウイルスを除去したOPV二価への移行を実施した。今後、一型と三型のウイルス株の根絶が確認されれば、いずれ生ポリオワクチンの接種は中止される予定である。

ちなみに日本でもポリオは一九四〇年代頃から全国各地で流行した（図2-5）。不活化ワクチンがアメリカで実用化されて以降、アメリカから不活化ワクチンが輸入され、国内での製造も始まった。しかし、一九六〇年の日本での流行に際しては、同時期にアメリカでも流行したため、アメリカからの輸入に頼れなくなり、不活化ワクチンが不足する事態に陥った。

このため、当時の厚生省は緊急措置としてカナダとソ連から生ポリオワクチンを緊急輸入

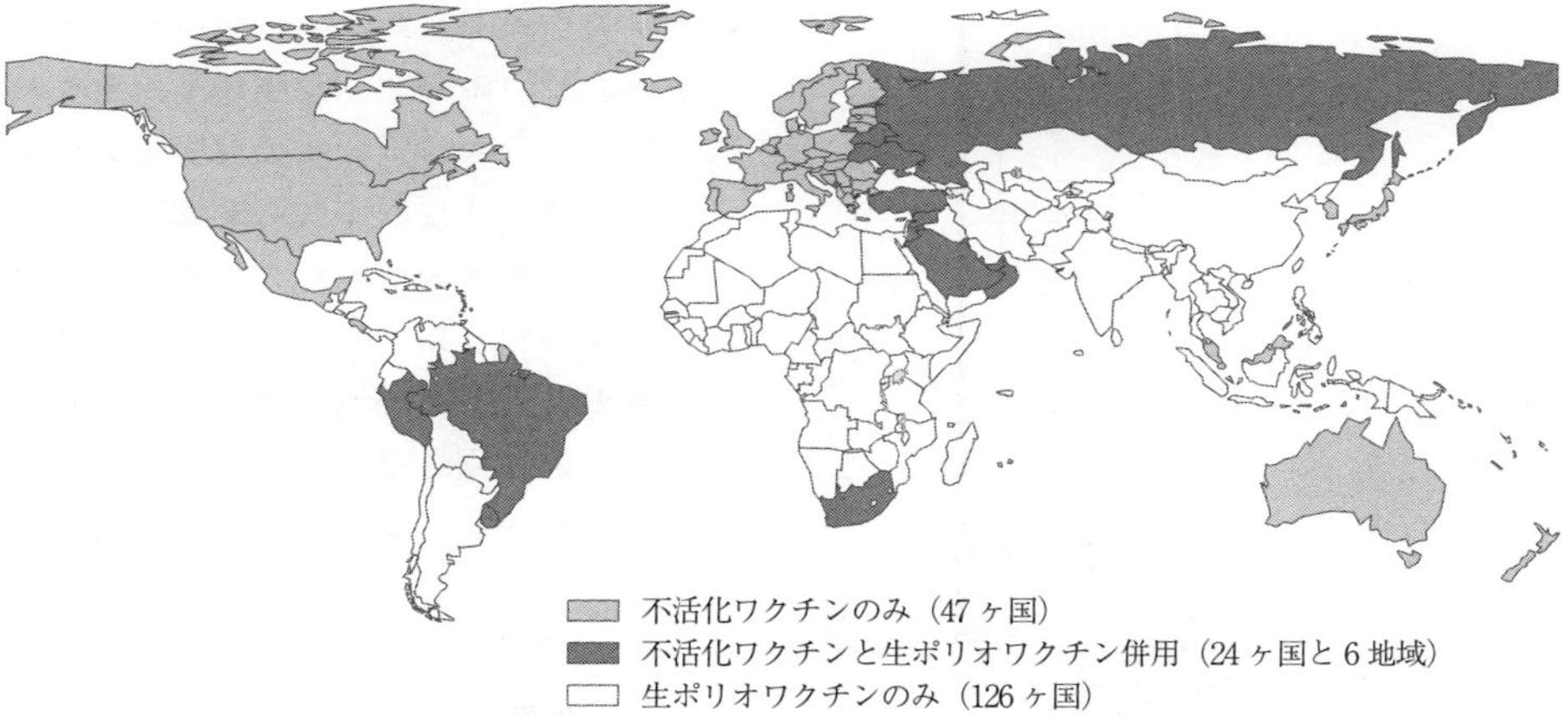

図2-4　定期予防接種におけるポリオワクチンの使用状況
出典：世界ポリオ根絶イニシアティブのウェブサイトより作成

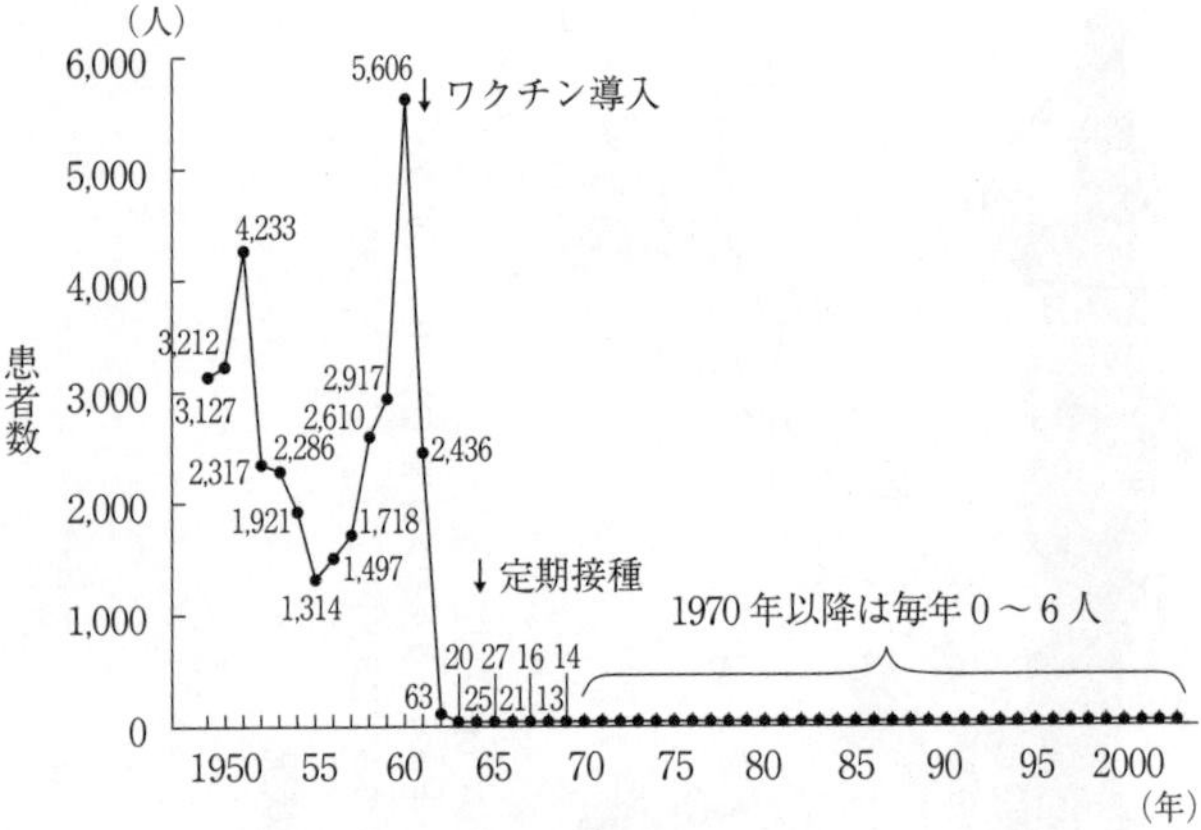

図2－5　日本におけるポリオ患者数の推移
出典：平山宗宏、2007、p.193より作成

し、対応にあたった。厚生労働省のホームページによれば、その後、国産生ポリオワクチンが認可され、一九六三年からは国産生ポリオワクチンの二回投与による定期接種が行われてきた。しかし、生ポリオワクチンにまつわる前述の問題を考慮して、二〇一二年九月一日から生ポリオワクチンの定期予防接種は中止され、不活化ワクチンの定期接種が導入された。現在は四種混合ワクチンの一つに不活化ワクチンが含まれている。

ポリオ根絶に立ちはだかる壁

ポリオ根絶に向けた世界的な対策が一九八八年に始まった当初、世界では毎日一〇〇〇人以上の子供たちがポリオによる麻痺症状に陥っていたが、ＷＨＯによるポリオプログラムの開始以降、大幅に患者は減少した。二〇〇〇年に予定していた世界的な根絶宣言は延期せざるをえなくなったものの、ポリオの自然発生率は確実に減少していった。国立感染症研究所ホームページによれば、WHOの六つの地域局のうち、西太平洋地域は二〇〇〇年、アメリカ地域では一九九四年、ヨーロッパ地域では二〇〇一年にそれぞれ根絶宣言がなされている。

外務省海外安全ホームページによると、二〇一九年一二月時点で、アフガニスタン、インドネシア、パキスタンなど、いまだに少なくないポリオ発生国が存在する。人にしか感染せず、ワクチンで効果的に予防できる点で、天然痘とよく似ており、根絶に向けた明るい兆しがあるはずなのに、なぜまだ根絶に至っていないのか。第一の理由は、天然痘とは異なり、ワクチンに前述のような様々な問題があることに加え、患者を発見しにくいという問題点がある。天然痘の場合は、患者の外見に明らかな特徴があり、患者の発見が容易であった。他方、国立感染症研究所室長を務めた加藤茂孝によれば、ポリオはポリオウイルスに感染したすべての人に麻痺症状が出るわけではなく、またその麻痺症状がポリオウイルスによるものか否かを見極めるのも難しいという。

第二の理由は、治安の悪化や紛争を理由に、ワクチンの接種を行えない地域があることだ。二〇一七年度において、紛争や治安の悪化により、ワクチン接種プログラムにアクセスできない子供たちの数は、アフガニスタンでは約二万三〇〇〇人、ナイジェリアでは約一六万いると推測されていた。またナイジェリアでは、イスラム教過激派組織ボコハラムの勢力拡大により、ナイジェリア国内における状況の監視やワクチン接種プログラムに影響を与えているのみならず、カメルーン、チャド、ニジェールなど周辺諸国への感染拡大も懸念されていた。

二〇一一年から紛争が続いているシリアでは、二〇一七年にワクチン由来ポリオが確認され、流行が懸念されており、ユニセフとそのパートナーによるポリオワクチンの接種が行われてきたが、すべての子供をカバーできているわけではない。紛争が続くために住民にワクチンを届けることが困難な状況にある。また、国境を越えるシリア難民の移動により、他国への感染拡大も懸念されている。

ポリオ根絶に向けた歩みには、ワクチンの開発と問題点の克服という科学者たちの努力に加え、ポリオ根絶に向けたイニシアティブをとってきたWHOの努力、活動資金を提供してきた加盟国や慈善団体の支援、国際情勢など複数の要因が関係している。根絶まであと一歩の現在、その成否も資金の確保と、国際紛争の解決に向けた国際社会の努力など、複数の要因にかかっている。

4　マラリアとの苦闘

天然痘とポリオに対する根絶事業は、WHOの国際的評判を高めることに貢献した。他方、WHOの国際的評判を失墜させることとなったのが、マラリアであった。前章で見た通り、戦時中には連合国軍が殺虫剤DDTの散布と抗マラリア薬クロロキンの活用により、マラリアの抑制におおむね成功した。この経験から、戦後においても、マラリアに対して同様の試みが継続された。

アメリカの勧め

一九四三年に連合国の救済復興を担う連合国救済復興機関が設立されると、同機関の下で一九四六年以降、イタリアのサルディーニャ島で大規模なDDT散布事業が展開され、この手法は、ギリシャ、ベネズエラ、スリランカ、イタリアなど各地にも適用された。DDTの散布により、昆虫の個体数は減り、マラリアの件数は減少した。一九四七年にはアメリカで全米根絶プログラムが始まり、一九五一年にはアメリカでマラリアの患者が見られなくなったという。

戦時中にサルディーニャ島でマラリア根絶事業を主導したロックフェラー財団のフレッド・ソーパーは、その後、汎《はん》アメリカ保健機関の局長を務め、その立場から一九五三年、当時のWHO事務局長マルコリーノ・カンダウに世界レベルのマラリア根絶作戦を勧めた。ソニア・シャーによれば、その助言に従い、WHOは一九五〇年代初期に東南アジアで、DDT散布事業を七〇以上実施したという。

DDTの副作用

DDTの特徴としては、非熟練の少数の人間がDDTを散布するだけでマラリア対策ができるという手軽さであった。また大勢の人がDDTに直接に触れたのに何の害もなかったことから、DDTは人体にとって無害だという誤解が生まれた。確かにDDTは粉末の状態であれば、皮膚から中へ入りにくいが、油に溶かすと体内に入って消化器官にゆっくりと浸透し、肺に吸収されることもある。いったん体内に入ると、脂肪の多い器官——副腎、睾丸《こうがん》、甲状腺など——にもっぱら蓄積されていく。ソニア・シャーによれば、それは人体に限ったことではなく、DDTをある程度大量に摂取すると、モルモットやウサギなど小型の哺乳《ほにゅう》類が死ぬことが早くから発見されており、使用をためらう科学者もいたという。

またDDTに対して耐性を有する昆虫の存在も早くから確認されていた。使用を開始して数年後に、奇妙なほどにDDTを気にしない、あるいはDDTを浴びせた壁に平然と止まっている蚊がいることがレバノン、サウジアラビア、エジプト、エルサルバドル、ギリシャで報告された。しかしアメリカ公衆衛生局の研究者たちが一九四八年にこの問題を検討した際には、全会一致で、こういう虫は例外で、奇形で、突然変異だと片付けられたという。

マラリア根絶プログラム始動

アメリカでマラリアが根絶された後の一九五四年、南北アメリカ大陸では、その全域からマラリアを根絶することが目標に定められた。ラテンアメリカを含む南北アメリカ大陸でのマラリア根絶事業はアメリカにとって、反共政策の一部でもあった。同じ年、アジアでも、同地域からマラリアを根絶しようという機運が高まった。一九五五年の世界保健総会でロックフェラー財団のマラリア学者ポール・ラッセルは、世界規模のマラリア根絶に向けた動きはすでに進行中であり、WHOは乗り遅れるべきではないと述べ、WHOが世界規模の根絶事業を展開すべきことを提案した。国際政治学者のエイミー・ステイプルズによれば、アメリカが世界的な根絶事業に熱心であったのは、単純にマラリアによる被害や死者を減らしたいという思いに加え、冷戦の最中にあって、ソ連の第三世界への支援に対抗し、西側の結束固めと勢力拡大のために有利だという期待も含まれていたという。

このようなアメリカの支持を背景に一九五五年、WHOのマラリア根絶プログラムが始まった。プログラムはDDTの散布と抗マラリア薬クロロキンの使用を通じて、マラリアの根絶を目指すものであった。ソニア・シャーによれば、アメリカは一九五八年から六六年の間に、マラリア根絶の目的で合計二八ヶ国に直接支援を提供し、WHOにも資金を拠出した。その額は合計で四億九〇〇〇万ドルにものぼったという。

耐性蚊との闘い

プログラムを通じて、一九六〇年までに一一ヶ国でマラリアの感染をなくし、一二ヶ国でマラリアの罹患率が急落した。スリランカやサルディーニャではマラリアの罹患率が減少したことによって、人々の平均寿命が伸び、農産物の生産高も増大したという。他方、プログラムの過程では、様々な障害が現れた。抗マラリア治療薬クロロキンに関して、プログラム開始から間もなく、この薬が効かない症例が確認された。強い薬剤を使用することで、薬に耐性を有する蚊が出現したのだ。

耐性蚊の問題はDDTに関してより深刻であった。アメリカの生物学者で『沈黙の春』の著者であるレイチェル・カーソンによれば、戦中戦後にDDTが散布されたイタリア、エジプトでは、DDTの効力が失われる事態が確認されたという。またDDTは次第に、他の生態系に深刻な影響を与えることもわかった。DDTはマラリアを媒介する羽斑蚊だけでなく、ニワトリやゴキブリ、そのゴキブリを食べた猫も殺した。ジャワ西部でWHOがプログラムを遂行中、おびただしい数の猫が亡くなり、猫がいなくなった東南アジアの村ではネズミが暴れまわり、穀物を食い荒らしたり、新たな病気を流行させたりした。

DDTは市民の日常の食卓も汚染していった。DDTが振りかかった穀物を食べた雌牛は脂肪組織にDDTを蓄積して、その成分が牛乳の中に分泌されるようになった。DDT使用開始からわずか数年後にアメリカ国内の牛乳やマメなどの農産物がDDTに汚染されていることを農務省が確認していたという。このような状況に対し、一九六〇年代初頭には新たな殺虫剤が開発されたが、それらは人体や環境にとって、なおいっそう有害であった。一九六二年にレイチェル・カーソンが『沈黙の春』を出版し、そのなかでDDTの継続使用が多くの鳥類を絶滅に追いやり、鳥の鳴き声が聞こえない春がやってきたと警告した。多くの科学的な研究が同様の危険性を指摘したこともあり、当時のケネディ米大統領はDDTや同系統の化合物の使用を、段階的に廃止していく方針を定めた。

一九五八年に始まったアメリカの五ヶ年支援計画は一九六三年で終了した。このため、WHOではプログラムを遂行していくための資金が得られなくなり、一九六九年の世界保健総会でマラリア根絶プログラムの中止が宣言された。以降、WHOはマラリアの根絶を目指すのではなく、マラリアとの共生をその目標としてきた。

根絶プログラムへの二つの評価

ソニア・シャーによると、一九五七年から約一〇年の間にマラリアとの闘いに費やされた費用は一四億ドル、二〇〇九年の貨幣価値に換算すると約九〇億ドルになる。それだけの価値がある事業だったのか否かは、いまだに評価が分かれている。

プログラムを通して、多くの地でマラリアの感染者数が減少したことは評価されている。ヨーロッパ、アメリカ、アジアの二四ヶ国以上でマラリアが除去され、インドを含む多くの国でマラリアの罹患率が急落した。国際的努力の効果は、プログラムが終了して、スリランカやインド、トルコなどで感染者数が一気に増えたときにも認識された。またマラリア根絶プログラムはWHOが手がけた最初の世界的なプログラムであったため、その過程でたとえば農村部の地図など、国際保健協力に必要な様々なインフラが作成された。これらは天然痘やポリオなど、その後のプログラムでも活用され、グローバルな保健事業の土台を形成したことも評価されている。

そのような功績もさることながら、マラリア根絶プログラムを批判する声は依然強い。DDTとクロロキンという科学技術の産物によってマラリアを根絶できると過信したことの代償は大きかった。もちろん、マラリアは天然痘やポリオとは異なり、蚊という媒介物が存在するため、根絶が難しい部分もある。しかし、多くの資力を使い果たし、得たものよりも、失われたもの――生態系、環境、市民の生活――の方が大きかったという声もある。殺虫剤と抗マラリア薬に依拠したアプローチで本当にマラリアを根絶することができるのか、より慎重な事前調査や検討が必要だったのではないかという声もある。この反省から、天然痘やポリオの根絶事業に際しては、WHOは慎重にならざるをえず、天然痘はプログラムが承認されてから着手するまでの間に様々な専門調査が重ねられ、開始までに多くの年数を要することとなった。

資金調達メカニズムの登場

その後、ヨーロッパをはじめとするいくつかの国でマラリアの感染が見られなくなったが、アフリカではマラリアの感染件数が増えていった。一九八〇年代以降、アフリカで流行が始まったエイズとマラリアには、相関関係があるためである。すなわち、エイズ患者がマラリアに感染すると、HIVの複製が誘導されてウイルス量が一〇倍に増えるし、また、エイズ患者はマラリアにかかりやすくなる。

冷戦後には、人の移動の増加と予防措置の停滞によって、ロシアと中央アジアでもマラリアの流行が再燃した。一九六九年以降、グローバルな取り組みは下火であったが、このような事態を受けて一九九八年、WHOの事務局長グロ・ハーレム・ブルントトラントはロールバック・マラリアパートナーシップを打ち出した。

このパートナーシップを機に、マラリアは再び国際的な関心を集めてきた。実際、様々な資金調達メカニズムが登場し、過去十余年の間にマラリア向けの予算は約一〇倍に増えた。二〇〇二年一月には、マラリアを含む三つの感染症（エイズ、結核、マラリア）に対する資金調達メカニズムとして世界エイズ・結核・マラリア対策基金（グローバル・ファンド）が設立された。グローバル・ファンドは先進国政府や民間財団、企業などから大規模な資金を調達し、中・低所得国におけるエイズ、結核、マラリア対策のために資金を提供している。グローバル・ファンドの資料によれば、当ファンド設立後、マラリアへの支出は確実に増え、ファンドから支出されたマラリア対策費用は、設立当初の一億ドルから二〇一五年度には八〇億ドルを超えるまで増加した。

二〇〇五年にはジョージ・W・ブッシュ大統領の下で、アフリカ大陸のサハラ砂漠以南のアフリカ（サブサハラ・アフリカ）で特にマラリアの感染が多い一五の国に対し、殺虫剤処理を施した蚊帳《かや》の提供や室内での殺虫剤の散布などを中心とする「アメリカ大統領マラリア・イニシアティブ」が確立された。初年度にアンゴラ、タンザニア、ウガンダに対して合計四二五万ドルが拠出されて以降、年々支出と対象国は増え、二〇一七年度はアジア・アフリカの二七の国に対して七億二三〇〇万ドルが支出された。

二〇〇六年にはフランス、ブラジル、ノルウェーらが中心となってユニットエイド（UNITAID）が確立された。ユニットエイドの財源の大半は、複数の国で実施している航空券連帯税で賄われており、その財源で、マラリアを含む感染症の治療と予防に適切な価格でアクセスできるよう、取り組んでいる。航空券連帯税は既存の空港税に単純に上乗せする形で徴収されるので、安定的な財源となる。実際、二〇〇八年の世界的な金融危機の影響で、グローバル・ヘルス関連の予算が大きく変動したなか、ユニットエイドは安定した財源を保ってきた。資料によると、設立後五年間でユニットエイドは二・一億米ドルを調達し、九〇ヶ国以上でプロジェクトへの資金提供を行った。

なぜマラリアへの関心が高まっているのか？

それではなぜ、マラリアへの関心が再び高まっているのだろうか。もちろん純粋にマラリアの感染者の数、感染の可能性を減らしたいという思いもあるが、貧困の撲滅や多国籍企業の活動と関連して取り組まれるケースも増えている。

たとえば、世界的な貧困撲滅の観点からマラリアに取り組む動きがある。二〇〇〇年の国連ミレニアム宣言をもとに採択された「ミレニアム開発目標（MDGs）」や、二〇一五年に設定された「持続可能な開発目標（SDGs）」にもマラリアの抑制が含まれていたことからも、今やマラリア対策は単に公衆衛生のゴールではなく、貧困そのものを撲滅する手段という見方もある。たとえばアメリカの経済学者ジェフリー・サックスは、マラリア対策事業はもはや公衆衛生のための出費ではなく、経済効果を見据えた投資と見られるべきだと述べている。国民がマラリアに感染すれば労働人口が減少し、アフリカ全体で見れば年間一二〇億ドルの損失が生じるとされている。他方、このような見方に対しては、マラリアが貧困の原因となるのか、それとも貧困がマラリアの原因となるのかは必ずしも明らかではなく、もし後者ならばたとえマラリアを取り去っても貧困は継続することとなる、との批判もある。

このほか、アフリカに進出する多国籍企業が経済権益確保のために関与するケースもある。たとえばアメリカの総合石油・ガス会社であるマラソンオイル社は、赤道ギニアで天然ガス事業を展開した際に、現地の人々の健康と労働環境を改善する目的で、二〇〇三年以降、マラリア対策プログラムを展開してきた。マラソンオイル社の報告によると、同プログラムによって、二〇一一年時点で、赤道ギニアでは子供の間のマラリアの感染が約六割削減されたという。米石油大手のエクソン・モービル社も一九九〇年代前半のチャドにおける新油田の開発に際して、従業員の約二割がマラリアに感染した経験から、マラリア予防に取り組んだ。

二〇〇〇年から二〇一八年の間には、一億七〇〇〇万ドルを支出し、マラリアの診断や治療、殺虫剤処理を施した蚊帳の配布などを行った。

さらに、近年グローバル・ヘルスの分野で絶大な影響力を誇っているビル・アンド・メリンダ・ゲイツ財団（ゲイツ財団）がマラリアに注力していることも大きい。ゲイツ財団はマイクロソフトの創業者ビル・ゲイツ夫妻が二〇〇〇年に設立した世界最大規模の慈善団体で、特にその資金力をもとにグローバル・ヘルスの分野で大きな発言力を有している。同財団はマラリアを最優先課題の一つに掲げ、今までに約二〇億ドルをマラリア対策に投じてきた。さらにゲイツ財団はグローバル・ファンドに対しても一六億ドル以上を投じてきた。世界の注目を浴びることで、マラリア対策の資金が確保されたのである。他方、影響力あるアクターの選好によって、限りある資金が特定の課題に注がれることで、忘れられる課題ができてしまうことにも（第5章参照）注意が必要だろう。

蚊帳・新薬・ワクチン

それでも事態は改善されているとはいい難い。二〇一六年においては九一ヶ国で約二億件以上のマラリアの感染が確認され、前年に比べると五〇〇万件の増加であった。WHOによれば、地域別でいうとWHOアフリカ地域局に感染件数および死者数の九割以上が集中しているという。

なぜマラリアは天然痘やポリオと異なり、根絶が難しいのだろうか？　後で見ていく通り、まだワクチンが開発されておらず、適切に予防できないことも大きな原因である。このほか、マラリアの媒介蚊の多様性や変異、それぞれの国の衛生環境も大きく関係しているなど、多様な要因が流行の背景には存在していることが、対策を難しくしている。

マラリア対策において、もはや根絶は目指すところではなく、新たな感染者の数を減らしていくことに目標は切り替わってきている。WHOは二〇三〇年までにマラリアによる乳幼児の死亡率を九〇％以上減少させるという具体的な数値目標を掲げている。

今後のマラリア対策には三つの鍵がある。第一の鍵は殺虫剤処理を施した蚊帳の活用である。殺虫剤処理を施した蚊帳は簡単かつ有効な解決手段で、購入して配布するのに足るだけの資金があれば、すぐにも実行できる。これはもともと、日本の住友化学がポリエチレンにピレスロイドという防虫剤を練りこんで作った防虫剤処理蚊帳「オリセットネット」が二〇〇一年にWHOからマラリア対策用の蚊帳として認められたことに始まる。オリセットはユニセフなどの国際機関を通じて、八〇以上の国々に供給されている。最近では、殺虫剤用共力剤のピペロニルブトキシドを施した蚊帳が子供の間でマラリアの感染を削減するのに有効であることが研究によって明らかとなり、WHOはこの使用を推奨している。

マラリア対策における第二の鍵はアーテミシニン併用療法（ACT）である。一九七〇年代になって、キニーネやクロロキンに比べてより速やかに少ない毒性でマラリア原虫を殺すことができるアーテミシニンという抗マラリア薬が登場した。一九九九年、スイスの大手製薬会社ノバルティス社がアーテミシニン誘導体を含む錠剤と別の抗マラリア剤の併用薬剤の販売を開始した。二〇〇一年、WHOは抗マラリア剤使用に関するガイドラインを修正し、アーテミシニン併用療法をマラリア患者にまず処方すべき薬剤療法だと推奨した。アーテミシニン併用療法の難点は高価であるということだったが、国際的圧力を受けて、ノバルティス社は価格を下げた。

それでも、クロロキンに比してアーテミシニン併用療法が高価であることに変わりはなく、資金援助がなければ、グローバル・プログラムでアーテミシニン併用療法を用いることは難しい状況にあった。二〇〇四年頃から、グローバル・ファンドをはじめ、マラリア対策の資金調達メカニズムの働きにより、主に途上国でアーテミシニン併用療法へのアクセスが拡大した。WHOによると、二〇一六年においては前年より一億件以上、アーテミシニン併用療法の利用が増加したという。

今後のマラリア対策における第三の鍵となるのが、マラリアワクチンの活用である。マラリアワクチンの開発は一九八〇年代から進められてきたが、たびたび失敗を繰り返してきた。

それでも今世紀に入って、ようやくワクチンの実用化に向けた道筋が整ってきた。二〇一七年四月二四日のCNNニュースによると、二三日、WHOはアフリカの三ヶ国で年間約三六万人の子供を対象に、世界で初めて使用が承認されたマラリアワクチンの接種を始めると発表した。モスキリックスと呼ばれるこの新たなワクチンは、イギリスの製薬大手グラクソ・スミスクライン社（GSK）が一九八七年に製造したもので、臨床試験の結果、子供のマラリア感染に対して、部分免疫による防護を提供することが確認された。史上初めてかつ現在唯一のマラリアワクチンであり、今後、広範囲な地域で使用され、感染の予防に大きな役割を果たすことが期待される。

感染症との闘い

マラリアは媒介物が存在するため、天然痘やポリオとは異なり、ワクチンだけで根絶できない難しさがある。そうしたなか、特に二〇〇〇年以降、国際的な関心の高まりを背景に、乳幼児の死亡率の削減を目指した取り組みが続けられている。マラリアとの闘いはもちろん、マラリアワクチンや有効な治療法の開発といった医学分野の発展に大きく依拠している。しかし、それだけでは不十分である。有効なワクチンや治療法が登場しても、それらが知的財産権保護の枠組み（第5章参照）のもとで高価であるため、マラリアが流行しているアフリカの人々にとっては、高嶺《たかね》の花であり続けている。

本章で見てきた通り、感染症との闘いは、治療法やワクチンの開発など、医学の発展に大きく助けられてきたが、同時に、国際政治の影響も受けてきた。その一方で、各国の関与をうまく活用しながら専門家たちを中心に、人間の健康を確保するための、地道な努力が積み重ねられてきた。このように感染症との闘いは、国際政治のなかで、いかにその本来の目的——達成可能な最高水準の健康を達成する——を確保していくかの闘いでもあった。いまだに多くの困難が待ち受けるマラリアに関しても、問題への関心を高め、効果的に資金を投入し、高価な薬やワクチンをなるべく多くの人に届けるための国際的な努力が今後の行方を左右するといえる。

第3章　新たな脅威と国際協力の変容——エイズから新型コロナウイルスまで

前章で見たマラリアや天然痘のように、長く、継続的に人類の課題であった感染症もあれば、近年新たに脅威として加わった感染症もある。二一世紀の社会において、エボラ出血熱や新型コロナウイルスの流行に人類が右往左往、苦悩する姿は、数世紀前となんら変わっていない。他方、その苦悩の内容は変化してきた。科学技術の発展により、病原菌が解明され、有効なワクチンや治療法が開発されてきた。感染症がどのようにして感染するのか、そのメカニズムも科学的に解明されてきた。有効なワクチンや治療法が見つかっていない感染症も多く存在するが、研究・開発は着実に進展している。

流行が起きた際の対処方法も変化してきた。昔は、患者を家に隔離し、街を閉鎖するという、共同体内部の対策に徹していた。もちろん、現在でも共同体内部での対処は必要である。しかし、国境を越えるヒトやモノの行き来が活発な現在においては、いかなる感染症も国境を越えうるため、国際的な対策の枠組みが必要となる。このように、時代の流れのなかで、国内でもそして国際的にも、感染症の流行を抑えるための枠組みが構築されてきたのである。それでも万全というわけではない。近年ではその限界が明るみとなるような新たな脅威が出現してきている。

本章では、近年新たに人類社会の脅威として確かな存在感を発揮してきたエイズ、サーズ（SARS）、エボラ出血熱、新型コロナウイルスに焦点を当ててそれらが感染症と人類との闘いにどのような変化を付け加えたのかを見ていきたい。これらの新しい感染症は、既存の国際保健枠組みの限界を人類に認識させる契機ともなった。エイズは従来の感染症とは異なり、有効なワクチンがまだ開発されておらず、予防には個人の行動やプライバシーに深く立ち入る必要がある。また、予防と治療には莫大な資金が必要であり、様々な対応枠組みが形成されてきた。

1　エイズは撲滅できるか

感染症の世紀

感染症のなかでも未知の感染症はいっそう、人類にとって脅威である。存在が知られた感染症であれば、予防や治療法がある程度確立されている場合が多いが、未知の感染症については、どのように治療し、あるいは感染拡大を阻止すればよいのか、その方法が確立されていない。二〇二〇年に中国の湖北省武漢市発の新型コロナウイルスがもたらした混乱は、まさに未知の感染症によるものであった。このように新しく認識された感染症で、局地的にあるいは国際的に、公衆衛生上の問題となるものを新興ウイルス感染症と呼ぶ。

近年では図3－1が示すように、エイズ、サーズ、マーズ（MERS）、鳥インフルエンザなど、世界の各地で新興ウイルス感染症が流行してきた。一九九六年に大阪を中心に大流行した腸管出血性大腸菌O157も、一九八二年にアメリカで初めて集団感染が報告された新興ウイルス感染症である。二〇〇三年に東南アジアや中東で流行したH5N1型、二〇一三年以降に主に中国で流行しているH7N9型など、近年流行が続いている鳥インフルエンザも新興ウイルス感染症の代表であり、インフルエンザウイルスの性質が変わる（変異）ことによって、これまでヒトに感染しなかったインフルエンザウイルスが、ヒトへ感染するようになったものである。

なお、すでに存在が知られていたウイルスによる感染症が流行するケースは再興ウイルス感染症と呼ばれる。二〇一三～一四年に日本で流行したデング熱や、近年日本でも流行が続いているはしか（麻疹）は再興ウイルス感染症である。

厚生労働省によれば、一九七〇年代から今日に至るまで、三〇以上の新興ウイルス感染症が新たに発見されているという。元国立感染症研究所長の竹田美文《よしふみ》と川崎市健康安全研究所所長の岡部信彦によると、新興ウイルス感染症の流行は直接的にはウイルスの突然変異（性質が変わる）によるものであるが、抗生物質の登場により、感染症への警戒が薄れていたことも流行を促す一因となったという。エボラウイルスの発見に携わり、エイズ対策に尽力した微生物学者のピーター・ピオットは一九七〇年代、感染症を専門に研究したいと希望すると、教授たちに「感染症（の研究）に未来はない」と諭されたことをその回顧録のなかで明かしている。ストレプトマイシンやペニシリンなどの抗生物質や、ワクチンの登場により、感染症はもはや脅威ではなく、最前線の研究対象であるとは一般的に考えられていなかった。そのような潮流のなかで、新興・再興ウイルス感染症は静かに人類社会にとっての脅威として、その存在感を高めていった。

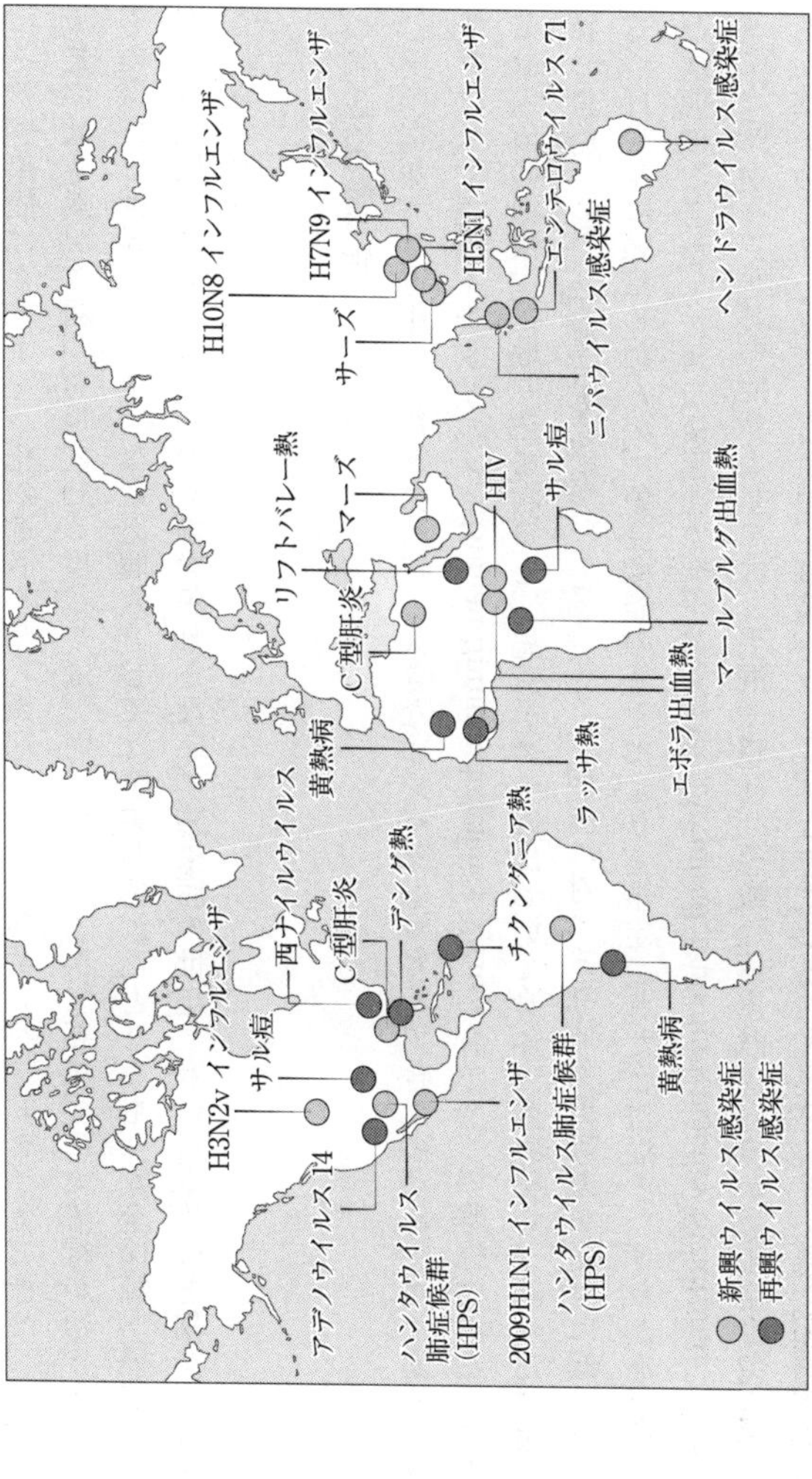

図3－1　近年の新興ウイルス感染症と再興ウイルス感染症
出典：Marston, Folkers, Morens and Fauci, 2014より作成

その感染症はグローバル化の進展した人類社会に大きなインパクトを与えてきた。一日に大量の航空機が大陸間を飛び回る現在では、いったんどこかで感染症の大流行が始まれば、その影響は世界大となる。たとえ個人としては感染を免れたとしても、安全保障、経済、産業など多局面を通じて、その影響を免れえない。感染症の世紀ともいえる時代を我々は生きているのである。

エイズの特異性

そのなかでも近年、人類社会に特に大きなインパクトを与えてきたのがエイズである。HIVはヒト免疫不全ウイルス（Human Immunodeficiency Virus：HIV）の略称である。HIVは人体の血液中に取り込まれると、免疫システムにおいて身体への感染を予防する効果を持つ細胞（CD4細胞）を攻撃し、ウイルスや細菌に対する身体の抵抗力を徐々に低下させる。HIVに感染した人が、免疫機能の低下により、指定された合併症のいずれかを発症した状態のことをエイズ（後天性免疫不全症候群、Acquired Immunodeficiency Syndrome：AIDS）と呼ぶ。エイズの症状としては、下痢や寝汗、急激な体重減少のほか、正常な免疫力があればかからないカビ、寄生虫、細菌、ウイルスなどによる日和見《ひよりみ》感染症や悪性腫瘍、神経障害などがある。

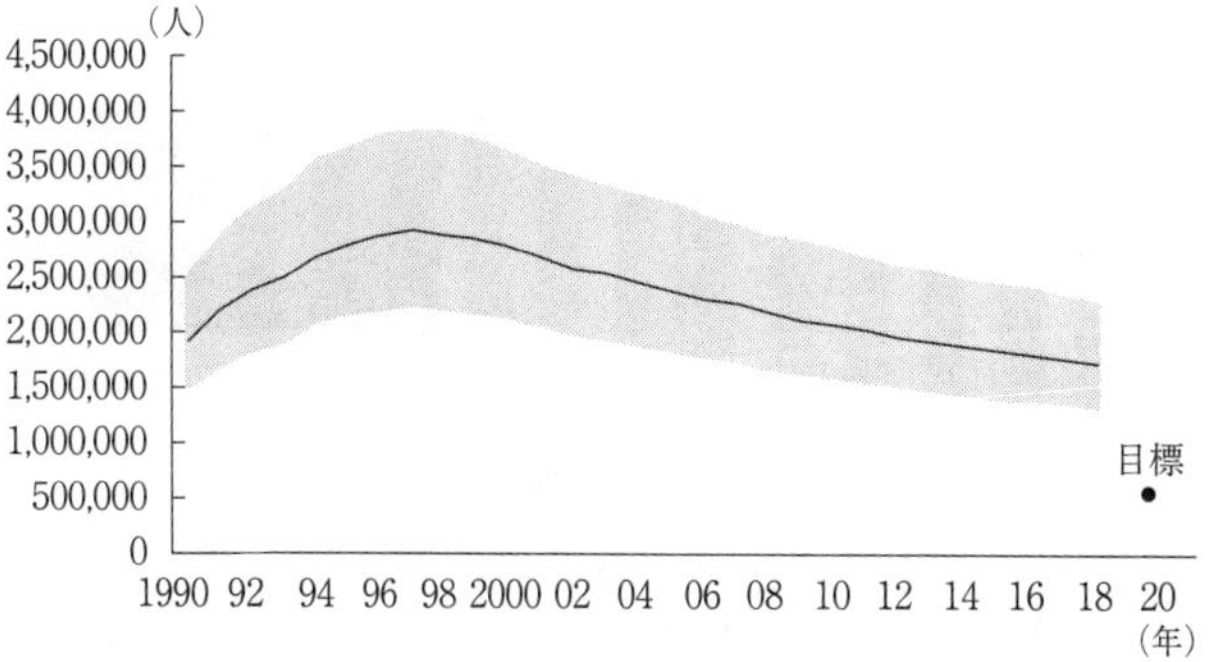

図3－2　新たなHIV感染者数の推移
出典：UNAIDS DATA 2019, p.7より作成

一九八一年に初めての症例が報告されて以来、すでに七七〇〇万人以上がＨＩＶに感染してきた。毎年新たにウイルスに感染する人の数は、一九九六年にピークを迎えた後、減少傾向にあるが（図３－２参照）、国連合同エイズ計画（ＵＮＡＩＤＳ）の統計によると、二〇一七年時点で三六〇〇万人以上がＨＩＶに感染している。感染者の約七割はサハラ砂漠より南のサブサハラ・アフリカに集中しているが、近年ではロシアや中東、ブラジルで新規感染者が増加傾向にある（図３－３参照）。二〇一六年の国連総会では、毎年の新たな感染者数を二〇二〇年までに五〇万人以下にしようという目標が定められたが、現状のままでは達成は難しいとされている。

新たな感染者の数が近年抑えられつつあるとはいえ、国連合同エイズ計画の統計によると、約四〇年近くにわたり、約七八〇〇万人がＨＩＶに感染し、約三五〇

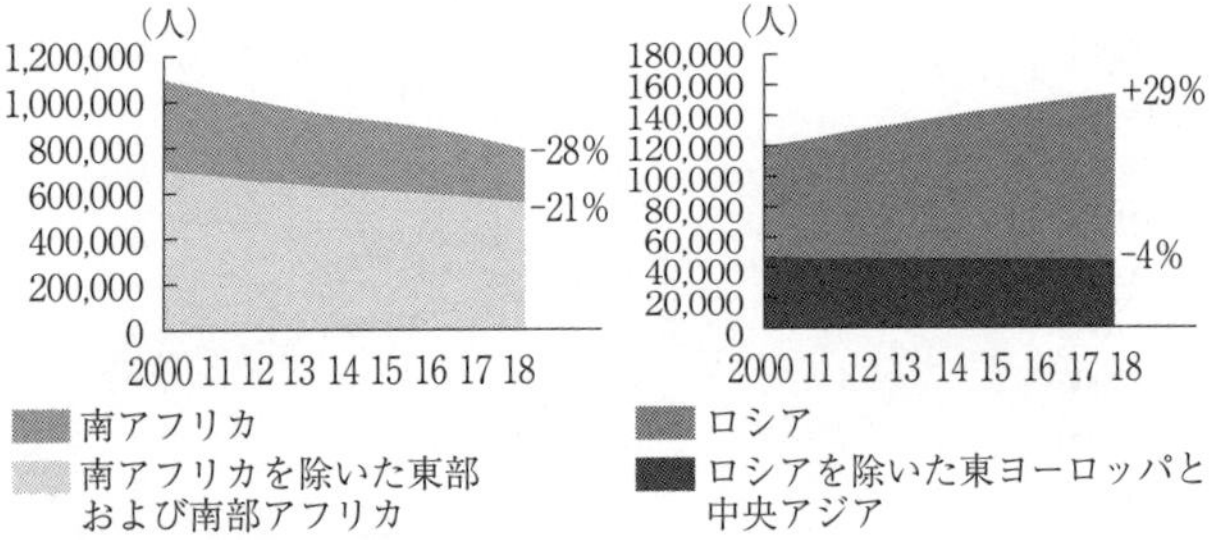

図３－３　地域別の新たなHIV感染者数の推移
出典：UNAIDS DATA 2019, p.8より作成

○万人が感染が原因で死亡したという。この事実からは、エイズとの闘いがいかに困難な道であったかを示している。エイズはその特異性ゆえに、従来の感染症対策——媒介物の駆除やワクチンの接種——を踏襲しているのでは間に合わない点にその難しさがある。

それではその特異性とは何だろうか？　第一はＨＩＶに感染すると、人体の免疫機能が低下し、様々な病気に感染しやすくなることである。国連合同エイズ計画の統計によると、ＨＩＶ陽性者はＨＩＶに感染していない人に比べて、一六〜二七倍結核に感染しやすく、女性の場合は子宮頸《けい》がんに約五倍かかりやすい。このほか、Ｂ型肝炎など肝炎との関連性も指摘されている。なかでもＨＩＶと結核の関連性は強く、サブサハラ・アフリカにおいて、ＨＩＶ陽性者を死に至らしめる主要因となっている。このような関連性ゆえに、エイズ対策は結核や肝炎など他の疾病対策と足並みをそろえねばならない難しさがある。実際、エイズのガイドラインやプログラムは、WHOの複数の部門と国連合同エイズ計画が共同で策定と運営にあたっている。

潜伏期間が長いこともその特異性の一つである。HIVに感染してからエイズを発症するまで平均約一〇年かかり、感染者が知らずに感染を広げてしまうことが多い。HIVは性交渉や注射器具の共有によって感染するほか、妊娠や出産、授乳を通じての母子感染も見られる。いずれも、たとえば性交渉の際のコンドームの使用や、注射器具の共用をなくすこと、母親の薬の内服などで感染を防ぐことができる。このように適切な予防法が確立されているにもかかわらず、自身の感染に気づかず、他者への感染を広げてしまうケースがいまだに存在する。二〇一七年の統計では、HIV陽性者のうち、自身の感染や状態を知らないものが約四分の一存在した。

難しい予防

セックスを介して感染する点もこの感染症への対応を難しくしてきた。性交渉の際にコンドームを使用すれば、エイズを適切に予防することができるが、実際の使用は個人に任せるよりほかなく、プライベートな領域に立ち入って強制することはできない。また、単にポスターを貼って啓蒙《けいもう》するだけでは不十分であり、性行為によく利用される場所を特定し、普及させるという細やかな対応が必要となる。

たとえば一九九〇年代のジンバブエでは、都市部のビアホールがセックスのための施設と化していたため、ピーター・ピオットら、国際機関の関係者たちはビアホールの中や周辺で啓発のためのポスターを貼り、トイレに無料のコンドームボックスを設置することを試みたという。WHOによると、タイのある州では、WHOの働きかけにより、性的サービスを提供する店に無料でコンドームを配布し、営業中は必ず使用することを義務づけ、使用しない店には営業を認めないこととし、新たな感染者数に歯止めをかけることに成功した。このような細やかな対応が必要とされるため、エイズの予防策は世界全体としては、それほど進んでいない。

国連エイズ合同計画が行った調査によると、サブサハラ・アフリカの多くの国で、男性がパートナー以外の相手と性交渉をする際、コンドームを使用する割合は平均で六割に満たなかったという。シエラレオネでは一五％にとどまっている。また、コンドームの使用については、図3－4が示す通り、コートジボワールやトーゴ共和国では六割を超えているが、女性の方が割合が低い。途上国では女性の地位や教育水準が低く、そもそもコンドームに予防の効果があることを知らないこともあるし、女性がコンドームの使用を望んでも相手に受け入れられないケースが多いからだ。このことはエイズ対策が、貧困の削減や教育の機会の確保、女性の立場の改善など、他の課題と密接な関係にあり、ともに対処していかねばならな

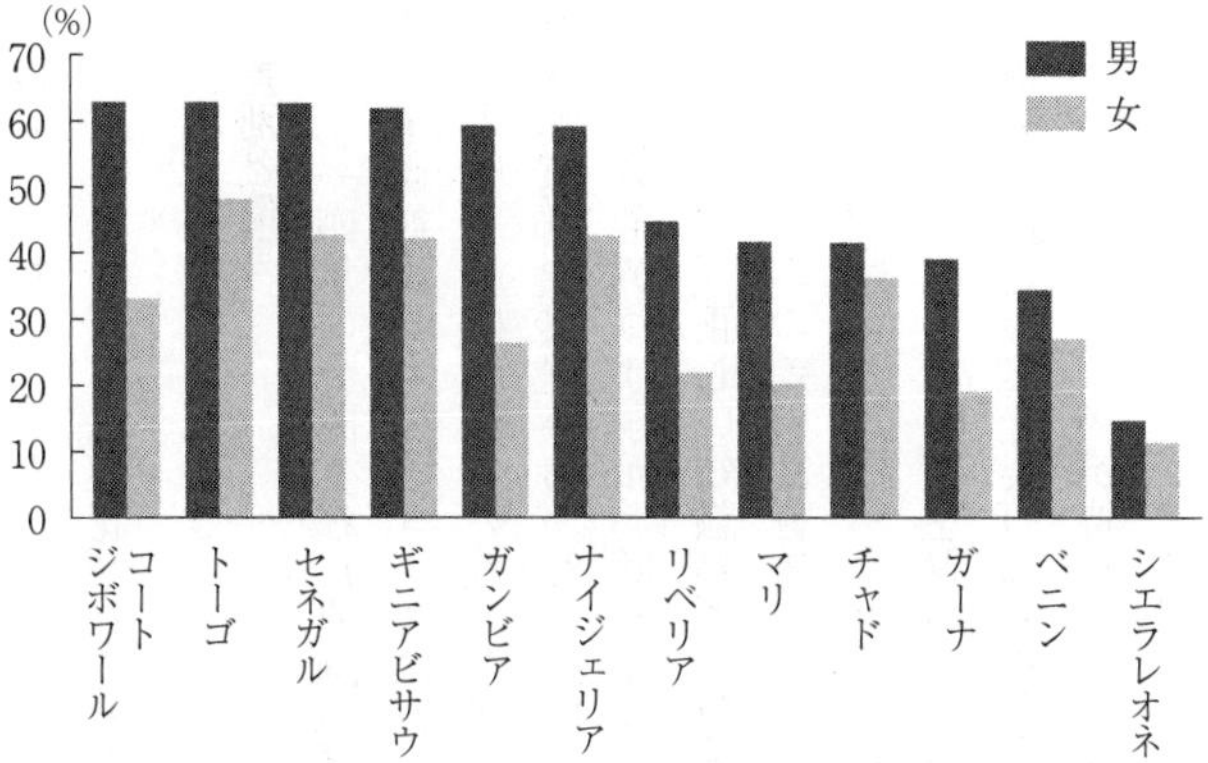

図３・４　中西部アフリカにおいて、不特定の相手などハイリスクな性交渉を行う際、コンドームを使用する若者（15〜24歳）**の割合**（2013〜17年）
出典：UNAIDS DATA 2019, p.82より作成

いことを示している。

コンドームの普及には、信仰や宗教的な観点からも障壁がある。キリスト教カトリックの立場に立てば、避妊は夫婦の行為から生殖の可能性を故意に排除するものであり、受け入れられるものではない。そもそもＨＩＶに感染することは同性愛や売春、不特定多数の相手とのセックスなど、社会的に認められない行為の結果であり、宗教上の罰に値するとの見方も根強い。たとえば二〇〇七年のロイター通信の記事によれば、中南米でＨＩＶが急速に感染拡大した背景にはローマ・カトリック教会が信仰の観点からコンドームの使用を禁じていたことが関係していたという。カトリック教会は一貫してコンドームを含む避妊法すべてに反対する立場を表明してきたが、

国際社会の熱心な働きかけにより、現在ではＨＩＶ感染の予防など「特定の場合において」コンドームの使用は容認されるとの立場に緩和している。

差別と偏見

二〇一四年に公開された映画『The Normal Heart』では、エイズの感染が広まり始めた一九八〇年代初頭のニューヨークにおいて、ゲイ・コミュニティが政府にエイズ対策を求めて奮闘する様子が描かれている。当時はこの感染症に関して、詳細が明らかではなかったため、様々な偏見や誤解があった。同性愛者を中心に感染が広まっていたことから「ゲイのがん」という異名がつけられ、患者は様々な局面で差別に晒された。

現在では、正しい知識がある程度共有されるようになったとはいえ、誤解と偏見、それに基づく患者への差別は皆無ではない。すでに明らかなように、ＨＩＶは患者と普通に接触するだけでは感染しない。しかし、国連合同エイズ計画の調査によると、現在においてもＨＩＶ陽性の売主から野菜を買いたくないという人は世界全体で三割を超えており、就職、医療の現場、結婚など社会のあらゆる局面において、いまだに患者への差別が存在する。

このほか、エイズが特にアフリカで流行しているという事実は、先進国と途上国の間に分断を生み出してきた。ピーター・ピオットによれば、国際機関や先進国がアフリカ諸国に特別の対策を勧めることは、アフリカの性道徳に関する先進国の思い込みを感じさせ、屈辱的な思いにさせたという。また、治療の推進に際しても、その勧めは製薬会社の利益のためだとか、治療は毒である、というデマまで存在していた。

国連合同エイズ計画の設立

このような誤解を解き、多様なアクターをエイズ対策に結集させていくためには、単に疫学的なアプローチでは不十分であった。十分な活動資金を調達し、草の根で予防の推奨や検査の無料化を行い、患者への差別や偏見をなくしていくためには、各国首脳や製薬会社、人権団体、経済界など、多様なアクターへの働きかけが必要であった。WHOは一九八五年に独自の対策プログラム（Global Program on AIDS：WHO‐GPA）を設立し、各国のエイズ対策支援を試みたが、うまくいかなかった。そもそもWHOには十分な資金がなく、WHO内部は縦割りの組織で、エイズ対策だけに多くの資金が割り当てられることには、内部からも抵抗が強かった。エイズ対策を専門とし、多様な利害関係者を取りまとめる組織の設立が望まれた。

こうして一九九五年、国連合同エイズ計画が設立された。国連合同エイズ計画は国際機関や政府、NGOなどとの協力のもとに運営される基金であり、エイズ撲滅のための政治的・

財政的支援の取り付けや、途上国政府への働きかけなどを通じて、エイズ戦略の統一化に尽力している。国連合同エイズ計画の最大の功績は、ハイレベルから草の根まで幅広いアクターに働きかけ、エイズ対策の浸透に努めてきたことであろう。特にハイレベルへの働きかけの効果は大きく、ウガンダやタイなどでは首脳らへの働きかけの結果、首脳らが予防のための政策を実施し、新規感染者数が確実に抑えられていった。

安全保障上の課題として

エイズを公衆衛生上の一課題から安全保障上の課題へと昇格させた点でも、国連合同エイズ計画の功績は大きい。各国の若者が感染することは、その国の軍隊や国連平和維持活動（PKO）、ひいては国家／国際安全保障にダメージを与えうる。二〇〇〇年一月の国連安保理では、国連合同エイズ計画の働きかけもあり、議長を務めたアメリカのアル・ゴア副大統領がエイズを「国際平和と安全にとって脅威」であると述べ、同年七月の安保理決議では、国連のすべてのPKO活動においてHIV予防プログラムを実施することが承認された。

図3-5が示す通り、国連がPKOを展開している地域はHIVの流行地とほぼ重なり、国連合同エイズ計画と国連のPKO担当部門は共同で啓発のためのカードを作成し、派遣要員への啓蒙活動に乗り出した。翌二〇〇一年六月に開催された国連総会では、エイズに関す

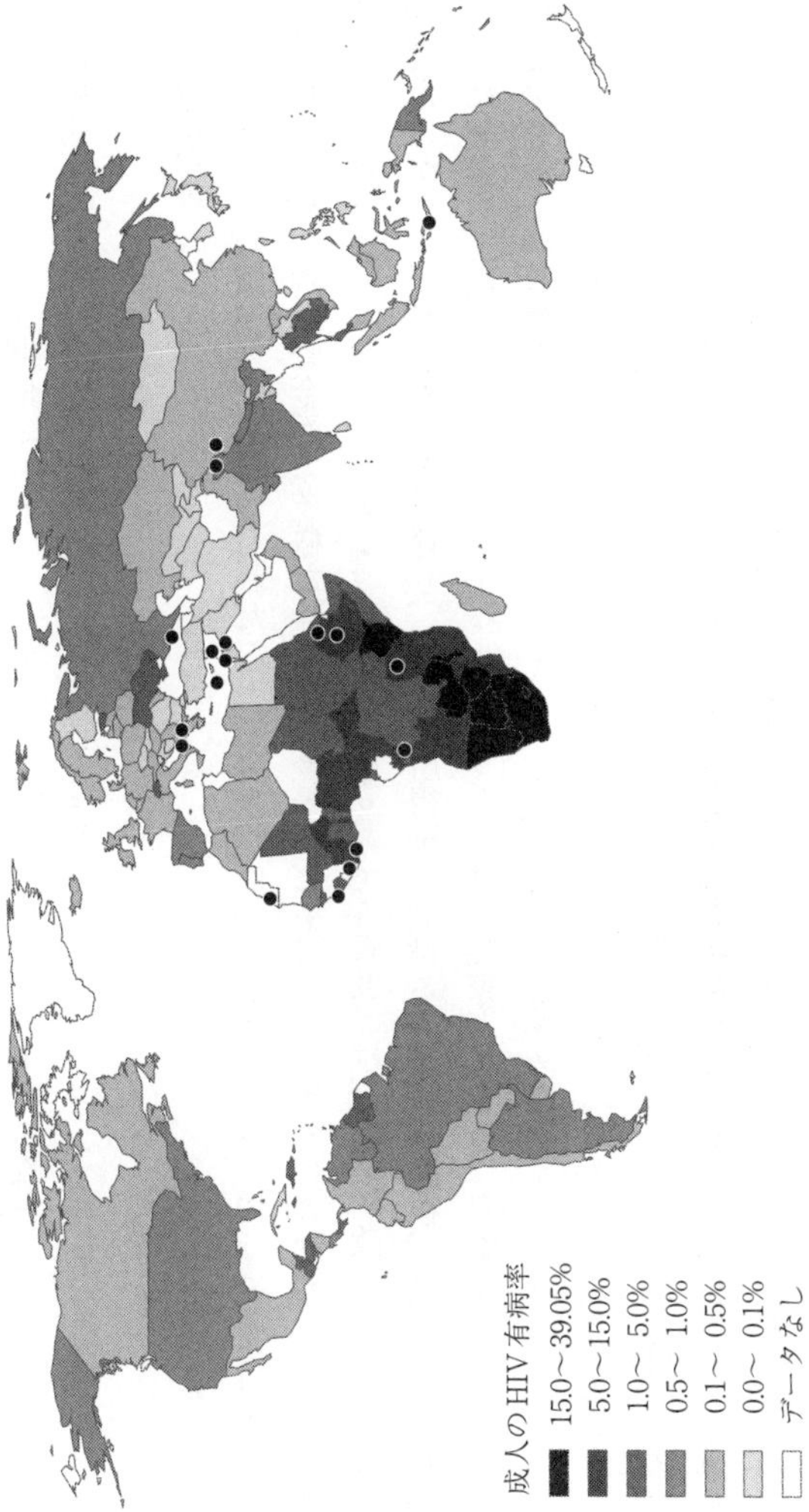

図3-5　国連PKOの派遣先（●印。2004年）とHIVの流行地
出典：UNAIDS, 'FACT SHEET HIV/AIDS AND PEACEKEEPING' より作成

る特別セッションが開催された。その後も、先進国首脳サミットG8などハイレベルで対策が議論され、対応のための枠組みが設立されてきた。

資金の動員

ハイレベルの課題と位置付けられたことにより、二〇〇〇年代においてはエイズは世界的な関心を集め、特に資金面で多様な枠組みが登場した。二〇〇〇年のG8沖縄サミットの成果として設立されたグローバル・ファンド（第2章でも言及）は、先進国政府や民間財団、企業などから大規模な資金を調達し、中・低所得国におけるエイズ、結核、マラリア対策のために資金を提供している。グローバル・ファンドは、国家とNGO、民間セクターなど多様なアクターが連携を築くパートナーシップとしても注目を集めた。

アメリカ大統領によるイニシアティブも登場した。二〇〇三年はじめ、アメリカのジョージ・W・ブッシュ大統領は来る五年間の国際的なエイズ対策の資金として一五〇億ドルを支出すると発表し、PEPFAR（The U.S. President's Emergency Plan for AIDS Relief）と呼ばれるプログラムが米国内で超党派の支持を集めて成立した。その後の五年間で当初予定の一五〇億ドルを優に上回る額が国際的なエイズ対策に投入され、五年計画が終了する二〇〇七年五月には、活動をその後も継続することが決まり、また、来る五年用の活動資金として、二

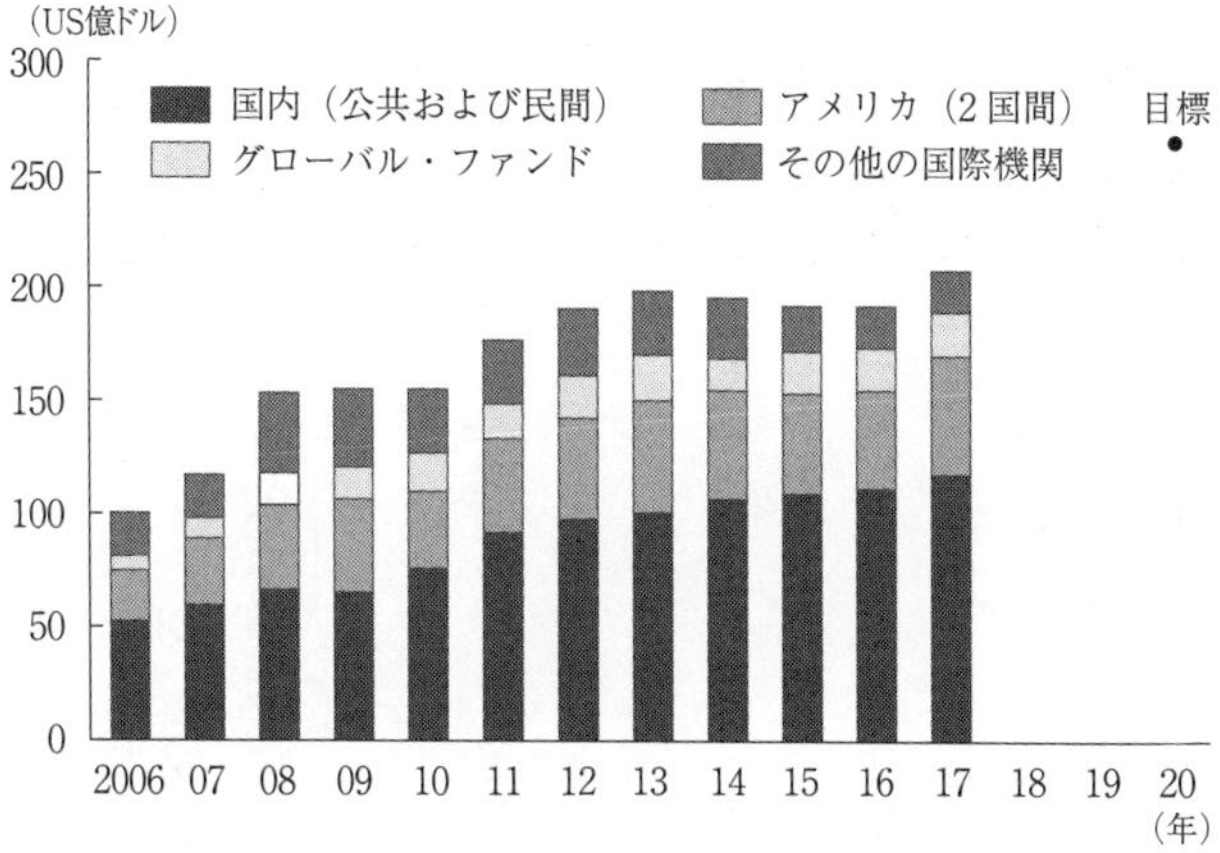

図3-6　エイズ対策資金の推移
出典：UNAIDS, 'Miles to Go', 2018, p.111より作成

〇〇三年に用意された資金の二倍にあたる三〇〇億ドルが計上された。

このほか、航空券連帯税を利用してエイズ、マラリア、結核の治療へのアクセスを拡大しようという画期的なパートナーシップも登場した。二〇〇六年に設立されたユニットエイド（UNITAID、第2章でも言及）はその資金の七割を航空券への課税から調達している。参加国を出発するすべてのフライトに適用され、たとえばフランスでは同国を出国するすべてのフライトに対し、エコノミークラスの航空券に一ユーロ、ビジネスクラスの航空券に四〇ユーロが課される。この方法で二〇〇六年以来二〇億ドルを超える資金調達に成功し、途上国におけるエイズ、マラリア、結核対策に充てられてきた。

このような取り組みの甲斐あってか、エイズ対策のための資金は二〇〇〇年代に入ってから着実に増加してきた（図3－6参照）。二〇〇八年の金融危機を機に、アメリカやグローバル・ファンドなどの国際ドナーからの支出はそれほど伸びなくなったが、代わりに感染している国で国内からの資金が増加傾向にある。

治療をめぐる状況

政府や民間、国際機関の連携により、治療をめぐる状況も変化しつつある。イギリスの人気ロックバンドQUEENのボーカリスト、フレディ・マーキュリーがエイズのため四五歳の若さで亡くなったのは一九九一年のことであった。一九九〇年代半ばまでは、先進国途上国問わず、患者のほとんどが死亡していた。しかし、現在ではコントロール可能な慢性疾患と考えられており、治療を続ければ生き続けることができる。

HIV陽性者に対しては、三～四種類の抗HIV薬を投与するというのが一般的な治療法であり、高活性抗レトロウイルス療法（Highly active antiretroviral therapy：HAART）と呼ばれる。この療法は患者の血液中のウイルス量を減少させ、CD4細胞に活力を与え、免疫機能を回復させる。しかし、治癒するわけではなく、患者は治療を一生続けねばならない。また、高活性抗レトロウイルス療法は、その副作用や長期間投与された場合の耐性も懸念されている。このような欠点があるにもかかわらず、高活性抗レトロウイルス療法はエイズ患者の死亡率を大幅に引き下げることに貢献してきた。近年では薬の開発が進んだことで、副作用もだいぶ抑えられ、一日に一回、一錠の服用で済む薬が増えている。

ただし治療にはお金がかかる。高活性抗レトロウイルス療法を含む治療費は、年間一人あたり約二〇〇〇ドル（約二二万円）であり、その負担は途上国であるほど大きくなる。一九九九年末の時点で、アフリカの患者のうち、わずか〇・一％しか高活性抗レトロウイルス療法を受けられていなかった。しかし近年では、グローバル・ファンドやＰＥＰＦＡＲなど、大規模に資金を動員するメカニズムの出現により、治療へのアクセスは確実に向上している。ビル・クリントンらクリントン一族によるクリントン財団も二〇〇二年に治療へのアクセスを高めるイニシアティブを打ち立て、途上国における治療費の削減に取り組んできた。二〇二〇年までに感染者の九〇％以上が治療を受けるという国連合同エイズ計画が掲げる国際目標にはまだ遠いが、二〇一七年の統計では、患者の約五九％が治療にアクセスできる状態にあり、一〇年前に比べると約五・五倍アクセスが拡大したことになる。

ＨＩＶワクチンの開発

エイズの感染を広げないためには、一人でも多くのＨＩＶ陽性者が自身の感染に気づくことが必要となる。早期発見は治療においても重要である。エイズ発症前にHIV感染を発見することで、現在では確実にエイズの発症を抑えることができるからだ。国連合同エイズ計画の働きかけもあり、アフリカでは近年、無料あるいは低価格で検査キットを入手できる制度が整備されつつある。ケニアでも、公共の施設や街の薬局で手軽に自己検査キットを入手できるようになった。自己検査キットでは、自身の指の血液や唾液を採取し、簡単に感染の有無を調べることができる。

HIVワクチンの開発も確実に進展しつつある。エイズに関してはコンドームの使用を推奨するなどの予防活動のみでは、感染拡大抑制が困難であり、早期からワクチンや治療法の開発が進められてきた。しかしワクチンは他の医薬品とは異なり、通常は一生に一度、あるいは数回だけ処方される。そのため、他の医薬品に比べると大きな商業的利益が約束されているわけではない。またワクチンはその普及に伴って予期せぬ副作用が起きる可能性があるため、製薬企業にとっては投資のインセンティブが低いという問題点がある。

こうしたなかで、製薬会社に財政的インセンティブを与えるためのパートナーシップが確立されてきた。一九九六年に設立された国際エイズワクチン推進構想（IAVI）は、各国政府と民間企業、財団の寄付によって成り立っており、二五ヶ国のパートナーとともに、HIVワクチン候補の研究開発を展開している。日本の研究機関が国際エイズワクチン推進構想と共同開発したＨＩＶワクチン候補も、二〇一三年からアフリカで臨床試験に入っている。

ＨＩＶワクチンの開発・研究に投資される資金は二〇〇〇年以降、格段に増加してきた。二〇〇〇年に三億二七〇〇万ドルだった開発資金は二〇〇四年には二倍以上の六億八二〇〇万ドルに増加、その後も年々増加を続け、二〇〇七年には九億六〇〇〇万ドルを超えた。リーマン・ショックが起きた二〇〇八年以降、増加に陰りが見えたものの、現在でも毎年八億ドルを超える額が研究開発に投資されている。

以上の通り、エイズを取り巻く状況は明らかに進展してきたが、国際社会が設定している目標の達成にはまだまだ程遠い状況である。二〇二〇年までに新たな感染者数を五〇万人以下にするという国際目標に加え、エイズは「持続可能な開発目標（ＳＤＧｓ）」の一つの目標に加えられ、他の感染症とともに二〇三〇年までに撲滅することが国際目標に掲げられた。先進国と途上国、国際機関、製薬会社など多様なアクターの利害関係を一つの国際目標に向けていかにすり合わせていくかに、その成否はかかっている。

2　アジアを震撼させたサーズ

謎の新興ウイルス感染症

二〇〇二年末から二〇〇三年初頭にかけて、中国南部で謎の感染症が流行した。多くの患者にインフルエンザのような急激な発熱とそれに続く筋肉痛が見られ、肺炎を起こすものも多かった。肺炎だと疑われつつも、典型的な肺炎（様々な病原体を原因として肺に炎症を起こし、病変が肺全体に急速に広がるが、ペニシリンによって治癒される）とは異なり、病変が限定的で、しかもペニシリンを投与しても治癒しないという特徴が見られた。

二〇〇三年三月には香港《ホンコン》、上海《シャンハイ》、ハノイ、シンガポールでも同様の流行が見られ、単なる非定型肺炎ではない、何か新しい感染症の流行と疑われるようになった。同月、ＷＨＯは原因不明の重症急性呼吸器症候群としてサーズ（Severe Acute Respiratory Syndrome：ＳＡＲＳ）と名づけ、「世界規模の健康上の脅威」だとして、広東《カントン》省・香港への渡航自粛勧告を発表、感染症の詳細が明らかではないため、患者の隔離を勧告した。翌月、日本の厚生労働省はサーズを感染症法の規定する「新感染症」に定め、さらに五月には厚生労働省はサーズの患者が発見された場合には、感染の拡大を防ぐために入院勧告など強制措置を講じることを決定した。二〇〇三年七月五日にWHOがサーズの流行終息宣言を行うまでに、約八〇〇〇人が感染し、約八〇〇人が死に至った（表3－1）。

流行は世界に広がり、グローバル化した国際社会における感染症の威力を世界に印象付けた。WHOは感染が広がっているカナダと中国の一部の都市を対象に、感染拡大防止を目的として渡航自粛勧告（渡航延期勧告）を出したが、結局、あまり効果的ではなく、それでいてカナダや中国の経済に多大な損害をもたらした。また投資も大きく冷え込み、世界経済にも打撃を与えた。

表3－1　サーズの流行と患者の分布（2003年）

（人）

中国	1279
香港	928
アメリカ	148
シンガポール	113
カナダ	91
ベトナム	62
台湾	19
タイ	7
イギリス	5
ドイツ	5
フランス	4
イタリア	3
アイルランド	1
オーストラリア	1
スイス	1
スペイン	1
ブラジル	1
マレーシア	1
ルーマニア	1

出典：WHOウェブサイトより作成

対応の光と影

二〇〇三年三月一二日にWHOは謎の肺炎の流行を新興ウイルス感染症と認識し、世界に向けて警告を発した。直後、WHOのもとには日本の国立感染症研究所やフランスのパストゥール研究所などを集めた国際共同研究チームが発足、短期間でウイルスの分離・同定、遺伝子配列の決定に成功し、サーズの流行拡大を食い止めることに貢献した。さらにWHOは中国、香港、ベトナム、カナダ、シンガポールなどの流行地を感染地域と指定し、これらの地域への旅行延期勧告を出し、各国で出国の際の検査を行ったり、航空機内での検査、渡航の延期勧告など、感染の拡大を抑えるための様々な措置がとられた。結果的に八〇〇人の死者を出したものの、感染が始まってから八ヶ月で流行の終息が宣言されたことは、WHOの判断と指揮に基づく国際協力の成果であった。

他方で、その対応からは既存の対応枠組みにおける様々な欠陥が明るみに出た。なかでも焦点となったのが国際保健規則と呼ばれる国際条約であった。国際保健規則は感染症が発生した際に、各国やWHOの義務・権限などを記した国際条約である。一九〇三年に締結された国際衛生協定（序章、第1章で言及）に遡《さかのぼ》るもので、領域内で特定の感染症（コレラとペスト、一九一二年に黄熱病が付け加わる）が発症した際、互いに通知すること、港など感染症の出入り口となる場所で適切な衛生管理を行うことなどを加盟国に義務付けている。

しかし、実際にはその枠組みが適切に機能していたわけではなかった。感染症のコントロールにおいては正しい情報の迅速な共有が要《かなめ》となるが、発生国からWHOへの報告はあくまで自発的なものであり、正確さと迅速さは保障されていない。実際、サーズの流行時には、発生国である中国は国内の状況を正確にWHOに伝えておらず、国際的な非難を浴びた。他の国でも感染症の動向調査（サーベイランス）や基本的な対応が適切に行われていない実態が明らかとなった。

国際保健規則の改定

以上のような問題点に対処するべく、二〇〇五年に国際保健規則は改定された（発効は二〇〇七年）。まず、対象が特定の感染症から自国領域内における「国際的な公衆衛生上の脅威となりうる、あらゆる事象（国際的に見て緊急性の高い公衆衛生上の事象）」へと拡大された。これらの事象が発生した場合、加盟国は評価後二四時間以内にWHOへ通達することが義務づけられた。また、各国内に国際保健規則担当窓口を設け、WHOと常時連絡体制を確保することも定められ、日本では厚生労働省大臣官房厚生科学課が連絡窓口となった。

このほか、WHOは国家以外の様々な主体やネットワークから得られた情報に関して、当該国に照会し、検証を求めることもできるようになった。インターネットの普及により、国家に限らない多様な主体から迅速に正確な情報を得られるようになった現状を反映したものである。改定された規則にはさらに、感染拡大防止策は、社会・経済に与える影響を最小限にとどめるよう配慮すべきことも加えられた。カナダや中国の一部地域への渡航禁止勧告が大きな経済的損失をもたらしたことへの反省であった。以降、WHOは大規模な感染症流行

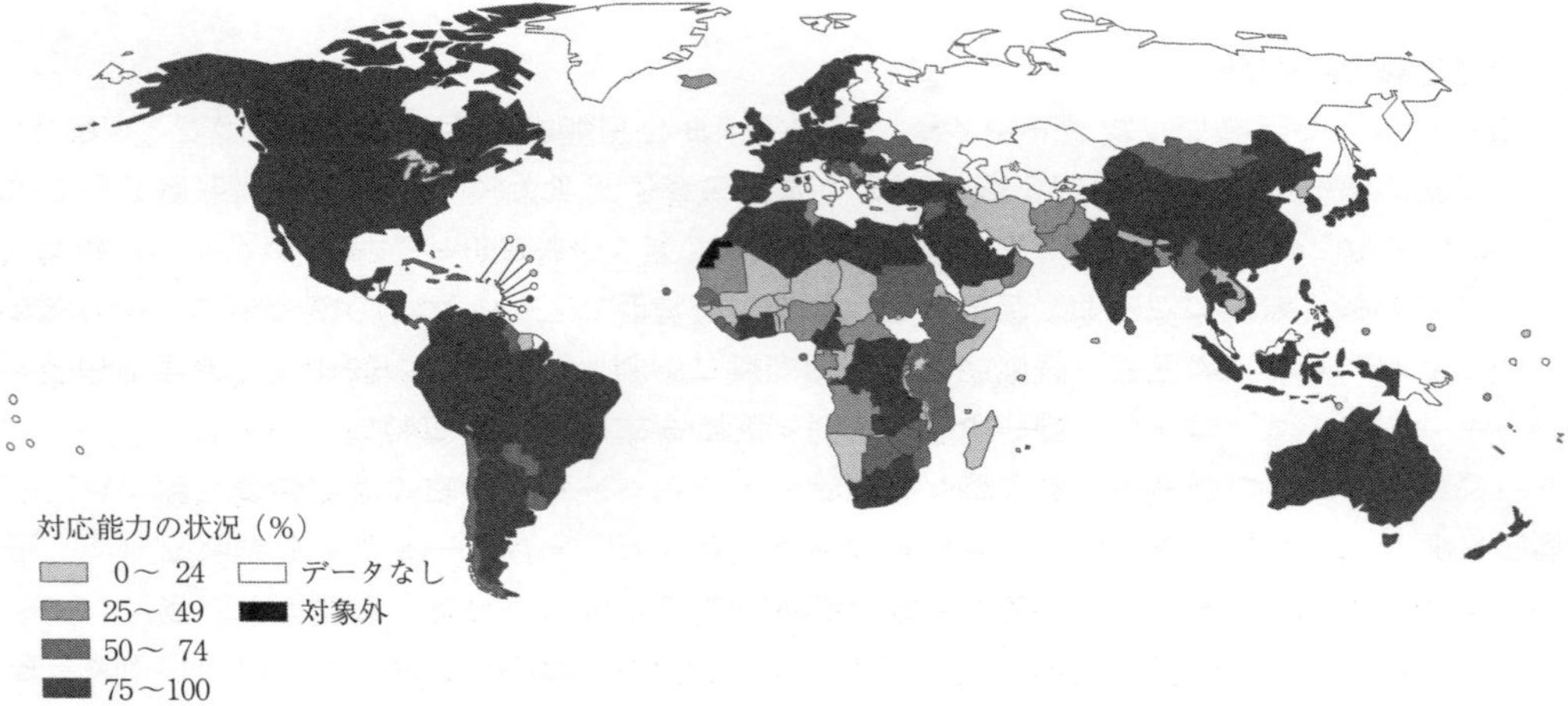

図３‐７　感染症流行時の各国の対応能力の状況
出典：IHR Preparedness Core Capacity 2017より作成

の際、渡航禁止勧告を出していない。

このように、サーズを契機として国際保健規則は、グローバル化時代の感染症により適合するものへと進展した。ただし、体制を整えることと、その体制を円滑に運営することとは別物である。実際、多くの発展途上国では、衛生インフラの不備などにより、規約の義務を適切に果たせずにいる。図3－7は二〇一七年度におけるWHO加盟国の感染症流行時の対応能力の現状を示したものであり、北米と東アジア、西ヨーロッパでは対応能力が高いことを示している。これに対し、アフリカと中央アジア、東欧、南米では対応能力が十分に備わっていないことを示している。二〇一四～一五年のエボラ出血熱は、対応能力が低い地域で発生したものであった。

3　エボラ出血熱の教訓

再興ウイルス感染症の流行

二〇一四年西アフリカでのエボラ出血熱の流行は、エイズやサーズとは異なり、再興ウイルス感染症（すでに存在が知られたウイルスによる感染症が流行するケース）であった。エボラ出血熱とは、エボラウイルスに感染することによって発症する病気である。発熱を伴う倦怠《けんたい》感、筋肉痛、頭痛などの症状に続き、嘔吐、下痢、発疹、腎機能及び肝機能の障害が見られ、しばしば内出血と、歯肉出血や血性便などの外出血が見られる。エボラ出血熱は感染した人の血液、分泌液、臓器、体液など、また、これらの体液に汚染された物（ベッドや衣類など）と直接接触することによって人から人へと感染する。致死率は高く、感染した人の約半数が死に至る。

エボラウイルスによる感染症が最初に流行したのは一九七六年のことであった。同年六月にスーダン南部の町で感染が見られ、八月にはコンゴ民主共和国のヤンブクという町で感染が拡大、多くの死者を出した。エボラウイルスの名前はヤンブクを流れるザイール川の支流であるエボラ川から名づけられた。一九七六年の最初の流行以降、アフリカでは二〇一四年に至るまで中央アフリカを中心に二〇回以上の流行を繰り返し、二〇〇〇年以降はほぼ毎年のようにアフリカで流行が見られてきた。

そのエボラ出血熱が二〇一四年再び西アフリカで流行した。それまでの流行は、アフリカのどこか一ヶ国で流行するものであったが、二〇一四年は複数の国で大流行、症例数と死者数も前例のないものであった。流行の発端は二〇一三年一二月ギニア南東部の小さな町で死亡した二歳の男の子だったと考えられている。この症例に関して、ギニア政府がエボラの病原体診断を行い、WHOにエボラの発生を公式報告したのは三ヶ月後の二〇一四年三月二三日であった。WHOはギニア政府と協力して対策に乗り出したが、この時点ですでに広範囲に感染が拡大しており、感染を抑え込むことはできなかった。国境なき医師団は二〇一四年三月末、西アフリカでの状況を前例のない事態だと警告したが、対応は追いつかなかった。二〇一四年五月末までに西アフリカのギニア、リベリア、シエラレオネで感染者が確認され、七月以降はこれらの三ヶ国で大流行が起き、三ヶ国は相次いで国家非常事態宣言を発動した。その後、エボラ出血熱はアフリカのその他の国や北米、ヨーロッパにも広がった。

流行を長引かせた要因

八ヶ月で終息したサーズとは異なり、エボラ出血熱の流行は長かった。ギニアでは、二〇一五年一二月二九日、シエラレオネでは二〇一五年一一月七日、リベリアでは二〇一六年一月一四日にそれぞれ感染の終息が宣言された。二〇一三年末に最初の症例が確認されてから、約二年が経過していた。ウイルス学者の野田岳志によれば、そもそも最初の対応が遅れたのは、エボラ出血熱の初期症状がこの地の風土病であるマラリアやラッサ熱などとよく似ており、診断が難しかったためだという。また、医学者の北村和久によれば、シエラレオネでは一九九一年に始まった内戦が一〇年にも及び、他の二ヶ国も政情が不安定であり、社会基盤や医療体制が脆弱《ぜいじゃく》化していたことも流行を長引かせる要因となったという。

このほか、エイズと同じく、アフリカで流行したことの難しさもあった。アフリカの農村部では医療施設が少なく、病人はまず祈禱師《きとうし》や呪術師《じゅじゅつし》にかかることが多い。ナイジェリアでは、大量の塩水を飲むと感染を免れるとの祈禱師のお告げを実践して亡くなった人も報じられた。また、家庭における発病者への介護や、葬儀で遺体に触れる伝統的な習慣が流行後も続いたこと、患者や家族の同意を得た隔離ができなかったことも流行を増幅させる一因となった。このほか、コンゴではエボラ出血熱は外国人がお金を稼ぐためのビジネスだという噂《うわさ》も流れた。

国連エボラ緊急対応ミッションの活躍

WHOの対応は遅かった。国境なき医師団が前例のない事態だと警告してから四ヶ月を経た二〇一四年八月、WHOはようやく「国際的に懸念される公衆衛生上の緊急事態」を宣言した。この時までにすでに約一八〇〇人がエボラウイルスに感染し、一〇〇〇人以上の死者が出ていた。

恒常的に財源不足のWHOには、そもそも活動のための資金が不足していた。このほか、組織内部の障壁もあった。WHOは六つの地域局で構成されているが、各地域局の独立性が高く、他の地域局からアフリカ地域局への迅速な人員派遣システムが存在しなかった。また、大規模な危機に対する緊急対応部署も当時は存在していなかった。

しかし、当時の国際社会の対応は、新型コロナウイルスをめぐる協力が不十分な現在、振り返る価値のあるものであった。当時のオバマ米大統領は二〇一四年九月一六日、「エボラ出血熱の流行は、世界の安全保障上の脅威をもたらす可能性がある」とし、三〇〇〇人の軍展開を含む支援拡大を表明、派遣された人員は現地で治療施設の整備や患者の対応に当たった。フランスや中国、イギリスらもアメリカに続き、財政支援や人員派遣を行った。九月二五日には、国連エボラ出血熱流行対応ハイレベル会合に各国の首脳らが集い、具体的な支援策を発表するとともに、エボラ出血熱は、アフリカだけにとどまらない国際社会の平和と安全に関する問題だとして、国際社会が連帯・協調して対応する重要性を確認した。これに引き続き、九月二三日には国連総会で「国連エボラ緊急対応ミッション（UNMEER）」が設立された。

国連はこれまで平和と安全への脅威に対してPKOを中心とする数々のミッションを設置していたが、国連エボラ緊急対応ミッションは国連が設置する初の公衆衛生ミッションとなった。同ミッションは二〇一四年一〇月一日に活動を開始したが、その目標は患者の隔離や安全な埋葬の推奨を通して感染の拡大を抑えることであった。国連エボラ緊急対応ミッションは三ヶ国に人員を派遣するなどして支援し、年末までに感染者の七〇％を隔離したり安全な埋葬を実現することを目指し、この目標をほぼ達成した。

国連エボラ緊急対応ミッションの強みは何よりも、国連安保理の支持を得ていたことである。前述の通り、感染症流行時の対応は、WHOが運営する国際保健規則に規定されている。しかし国際保健規則は各国の自発的な協力によって成り立っており、拘束力はない。他方、国連エボラ緊急対応ミッションの設立を促した安保理決議は、加盟国に対して拘束力を有するものであり、そのなかで流行国に対して必要な支援を提供するよう、国連加盟国に要請がなされた。安保理が公衆衛生問題に関する決議を採択したのは二〇〇〇年と二〇一一年のエイズに関するものに続き、三度目であった。

国連エボラ緊急対応ミッションの活躍は、二一世紀における感染症の流行に際して、いかに多様なアクターの協力が重要であるかを印象付けた。同ミッションは、物資や人材の供給など後方支援的な活動に徹していたが、その一つ一つの活動はWHOやPKO、国連の国内事務所との協力体制のなかで展開された。なかでもPKOとの協力は大きな支えとなった。二〇一四年一二月に採択された国連安保理決議では、当時リベリアで展開されていたミッション（United Nations Mission in Liberia：UNMIL）の人道的支援活動の一部として、国連エボラ緊急対応ミッションと協力することが規定された。リベリアでは国連エボラ緊急対応ミッションの活動に対し、UNMILの隊員が安全の確保に努めるなど、協力体制がとられた。

エボラの教訓

エボラ出血熱の流行が生み出した損失は大きかった。世銀の資料によると、犠牲者は一万一三〇〇人以上、損失は少なくとも一〇〇億ドルにのぼり、対応・復興のための援助総額は七〇億ドル以上かかったとされる。このような未曽有の危機は、WHOが単独で対処するにはあまりにも重責であった。グローバル化が進展した今日において、大規模な感染症の流行は安全保障上の脅威として、国際社会全体で対処することの重要性を認識させた。

他方で、WHOを含め、既存の対応枠組みに反省すべき点はいくつも見つかった。エボラ危機の後、独立評価委員会による改革案が提示された。そのなかで特にWHOの対応能力の強化が喫緊の課題とされ、提案に則って二〇一六年五月、WHOのもとに緊急対応プログラム（WHO Health Emergencies Programme）が設立された。緊急対応プログラムには複数の部署が設けられたが、そのなかには、危機の際の緊急オペレーション部や、国際保健規則で定められた各国の義務や対応能力の強化を支援するための部局も設けられた。従来、感染症流行時のWHOの役割は、状況の評価や勧告など、規範的なものが中心であったが、組織の統一性を高めつつ、現場での対応能力の強化が目指されることとなった。

財政面での体制強化も目指された。WHOがエボラ危機に迅速に対処できなかった一つの理由は財源不足だったこともあり、WHOのもとには緊急対応基金が創設された。また、緊急対応基金を補うものとして二〇一六年五月には、世銀のもとにパンデミック緊急ファシリティが設立された。パンデミック緊急ファシリティは二〇一五年にドイツで開催されたG7エルマウ・サミットでの提案に基づくもので、基本的には緊急対応基金を補完するための基金であるが、大規模感染症対策保険の性格を備えている。パンデミック緊急ファシリティには保険枠と現金枠が設けられ、感染症が発生した場合、パンデミック緊急ファシリティの現金枠から即座に、対象国及び対応にあたる国際組織に対して資金が提供される。保険枠は、深刻な大流行を引き起こす可能性の高い感染症（新型インフルエンザ、コロナウイルス、エボラ出血熱、リフトバレー熱、ラッサ熱など）の発生に対し、当初三年間で最大五億ドルが提供される。二〇一八年五月には、コンゴでのエボラ出血熱の流行に対し、パンデミック緊急ファシリティから設立以来初の資金提供として一二〇〇万ドルが拠出された。

このほか、エボラ危機の教訓としては、認可ワクチンや治療薬が存在しなかったことも反省点とされ、ワクチンや治療薬の開発も課題とされた。二〇一六年五月にはWHOにおいて新興・再興ウイルス感染症の研究開発のための行動計画が策定された。特に研究開発を優先すべき感染症のリストは定期的に更新されており、最新のリストには、ジカ熱、エボラ出血熱、リフトバレー熱、クリミア・コンゴ出血熱などがそのなかに含まれている。

4　新型コロナウイルスと国際政治

感染症が安全保障を脅かす

二〇一九年一二月以降、中国の湖北省武漢市発の新型コロナウイルスによる肺炎の流行が続いている。日本をはじめとする各国では、マスクが売り切れ、一斉休校や入国制限・入国禁止措置が講じられるなど、半ばパニックともいえる状態が続いている。まさにグローバル化の進んだ国際社会における感染症の脅威を、再び国際社会に認識させることとなった。

新型コロナウイルスへの対応をめぐっては、WHOへの、中国の政治的な影響力や、中台関係、米中関係など、国際政治の争点が連動している。感染症をめぐる対応に、国家間対立や国際社会のパワーバランスが大きく投影されているのである。それはなぜかと問えば、グローバル化時代の感染症の二つの特徴によるものであろう。

一つ目の特徴は、国家間の相互作用や人の移動が頻繁に行われる現在、一地域で発生した感染症が世界各地に瞬く間に広がり、経済、産業、安全保障等に多面的にインパクトを与えるということだ。新型コロナウイルスをめぐっては特に、その安全保障への影響の大きさが目を引く。韓国では韓国軍や在韓米軍の兵士たちに感染が確認され、春に予定されていた米韓合同軍事演習が延期されることとなった。どの国家にとっても主に他国による軍事的攻撃が国の存立を脅かすと想定されているが、感染症の蔓延は軍事的攻撃に勝るとも劣らない影響をもたらしうることを、改めて認識させられる。もちろん、北朝鮮による軍事的挑発など、周辺国は周到に有事に備え続けねばならない。しかし新型コロナウイルスの感染拡大を許せば、最悪、有事にも適切に対応できない事態を招きうるのだ。

感染症が各国の安全保障に影響を与えうるということは、感染症に対して、政治指導者による、政治的な関与が増えることを意味する。つまり感染症対策に国際政治が反映されるようになる。これが、現代における感染症の第二の特徴である。新型コロナウイルスへの対応をめぐっては、WHOは分担金負担率の多い中国やアメリカの意向を踏まえざるをえないし、核開発をめぐるアメリカとイランの対立、貿易をめぐる米中対立や中台の緊張関係等が反映されているのは、そのような特徴によるものである。

ただ、感染症への対応に国際政治が影響するということは、何も悪いことばかりではない。感染症の管理は国際社会において、数少ない共通項となるので、関係国の協力を深める貴重な契機となる。実際、そのような期待は、歴史的にも幾度となく生まれてきた。第1章で見た通り、戦前の日本は国際連盟を脱退した後も、国際連盟保健機関との協力を続けたし、第2章で見た通り、冷戦期の米ソは、ポリオワクチンの開発のために協力した。このように、特に緊張関係をはらむ関係国間では歴史的に、感染症の管理を通じて、政治的な緊張を解くことが期待されてきたが、残念ながら、それが常に機能してきたわけではない。感染症をめぐる協力は結局、国家間関係の一つの争点にすぎず、国家間の根本的な信頼関係が存在しなければ、それを政治的なデタントにつなげることは難しいからである。

中国のリーダーシップ？

新型コロナウイルスをめぐっては、様々な国際政治上の争点が連動している。なかでも最も注目されているのが、中国の対応であろう。流行が確認されてからまもなく、習近平《しゅうきんぺい》国家主席が速やかに対応にあたる姿を内外に示したことは、中国の国際的な位置付けを彷彿《ほうふつ》とさせるものがあった。

建国以来、中国は外交関係を強化する手段として、あるいは国際的影響力を高める目的で、保健協力を重視してきたが、近年はさらに保健協力への熱意を強めている。二〇一四年、西アフリカでのエボラ出血熱の大流行に際しても、中国は積極的に対応した。西アフリカでのパンデミックは中国経済に直接的な打撃を与えるのみならず、現地の中国人への影響も懸念されたからだ。また、二〇一七年以降、公衆衛生上の緊急事態への対応や、中国製医薬品の活用に関する協定を締結するなど、ＷＨＯとの関係強化にも力を入れてきた。

中国の以上のような取り組みは、大国としての責任感に裏付けられたものである一方で、保健協力におけるリーダーシップが、今の時代、政治的な影響力に結び付くことを熟知しての行動でもあろう。そのことは裏を返せば、対応の誤りが中国の国際的地位に影響を与えうることも示している。

米中対立の影響

貿易をめぐり、対立を深めてきた米中、核開発をめぐり、関係が冷え込む米朝とアメリカ―イラン関係に関しては、新型コロナウイルスへの対応を契機として、関係改善を期待する声もあるが、いずれも厳しそうである。アメリカが武漢の領事館から職員を引き揚げたことや、中国への渡航中止勧告を出したことを、中国は感染症対策と割り切って受け止められなかったようである。中国はアメリカの対応を「国際的なパニックを煽っている」と非難、二月半ばには『ウォール・ストリート・ジャーナル』の記者らを国外追放とした。そのような緊張関係ゆえに、米中は新型コロナウイルスをめぐる協力もままならない状態である。かなり早い段階から、アメリカは専門家を中国に派遣する旨、申し出ていたが、中国に受け入れられることはなかった。二月初旬、トランプ大統領と習近平国家主席の電話を機に、ようやく中国政府は態度を和らげ、数名のアメリカ人が受け入れられることとなった。ここ数年、保健協力でリーダーシップを発揮してきた国として、また、ライバルであるアメリカの支援を得るということに、自尊心が傷つけられるという思いもあるのだろう。

核開発をめぐり緊張関係が続く米朝関係、アメリカ―イラン関係にも、同様の事態が見られている。国際的なステイタスや外交関係を考えず、感染症対応のため、と割り切って支援を受け入れることができればよいが、そう簡単にはいかない。感染症の管理には、国家間の不信や国際政治が反映されるのである。

いかに感染症と向き合うか?

感染症の管理に、国際政治が大きく影響を与えうる今日、我々はどのように感染症と向き合えばよいだろうか。もちろん、優先されるべきは人命の保護であり、天然痘への対応に見られたように、政治の力を、資金の確保や円滑な支援体制の整備など、感染症対応に活用していく必要があるだろう。また、共に感染症と闘うことで、関係国間の信頼を育み、緊張する関係を友好的なものへと変えることができれば、さらに望ましい。

ただし、常にそのような期待が満たされるわけではない。国家は結局、合理的なアクターである。他者と協力することで、たとえば国内の感染者数を抑えることができるとか、国際的な名声が得られるとか、得るものが多ければ協力するし、そうでない場合には、自国民の安全を優先し、その結果、たとえば渡航中止勧告などを出して、相手国の心情を害することもありうる。また、そもそも信頼関係が醸成《じょうせい》されていない国家間では、感染症への対応をめぐっても互いの不信感が反映され、共に闘うことすら、叶《かな》わないことも多い。

今日の国家間関係においては、いくつも争点領域が存在し、それらが総合的に国家間関係を規定している。感染症の管理はその一つの争点にすぎない。ただし、その争点は、他の争点に比べ、協力することでいずれの国も利益を得やすいという特徴がある。ある国で、感染を抑制できた経験は、他国に生かすことができるし、それぞれの国の情報や知見の共有は、双方の利益となる。身勝手なナショナリズムが蔓延《はびこ》る今だからこそ、感染症協力に内在する潜在力を最大限生かす政治的努力が求められている。

第4章　生活習慣病対策の難しさ——自由と健康のせめぎ合い

人間の健康を脅かすものは、感染症だけではない。近年、国際保健の重要な課題となっているのが糖尿病やがん、肥満などの生活習慣病である。生活習慣病対策においては、喫煙や塩分・糖分・アルコールの過剰摂取、運動不足などの危険因子を軽減するよう、人々に働きかけることが主な戦略となる。自由な経済活動と消費行動、ライフスタイルが謳歌されるなかで、特定の食品・嗜好品の健康への害悪が明らかとなれば、人間の健康を守るという規範に従って害悪を取り締まろうとする国際機関と、業界団体などそれに抗おうとするものが現れる。両者が拮抗するなかで、その対策が進められている。

1　生活習慣病の台頭

感染症から生活習慣病へ

二〇世紀における経済発展と医療技術の進展により、死因が変化してきた。日本でも一九五〇年までは感染症による死亡が多かったが、一九五一年から死因第一位が結核から脳血管疾患にとって代わられ、疾病全体に占めるがん、虚血性心疾患、脳血管疾患、糖尿病などの生活習慣病の割合が急速に増加してきた。図4‐1は日本人の死因の推移を示したものであるが、栄養不足による結核が減少し、代わりに悪性新生物（がん）、心疾患、脳血管疾患が増えてきていることがわかる。図4‐1には二〇一八年度の死因別死亡者の割合も示しているが、悪性新生物、心疾患、脳血管疾患などの生活習慣病が死因の半数を占めている。

これらは、個人の持つ遺伝的な要素に、不健康な食事や運動不足、喫煙、過度の飲酒などの生活習慣やストレスなどが加わった結果発症するものなので、生活習慣の改善によって、ある程度、予防可能だとされている。WHOはこのような病気を「非感染性疾患（Non-Communicable Diseases：NCDs）」と定義している。非感染症疾患には、狭義ではがん、糖尿病、循環器疾患、呼吸器疾患が含まれ、広義では、これに精神疾患も含まれるとされる。

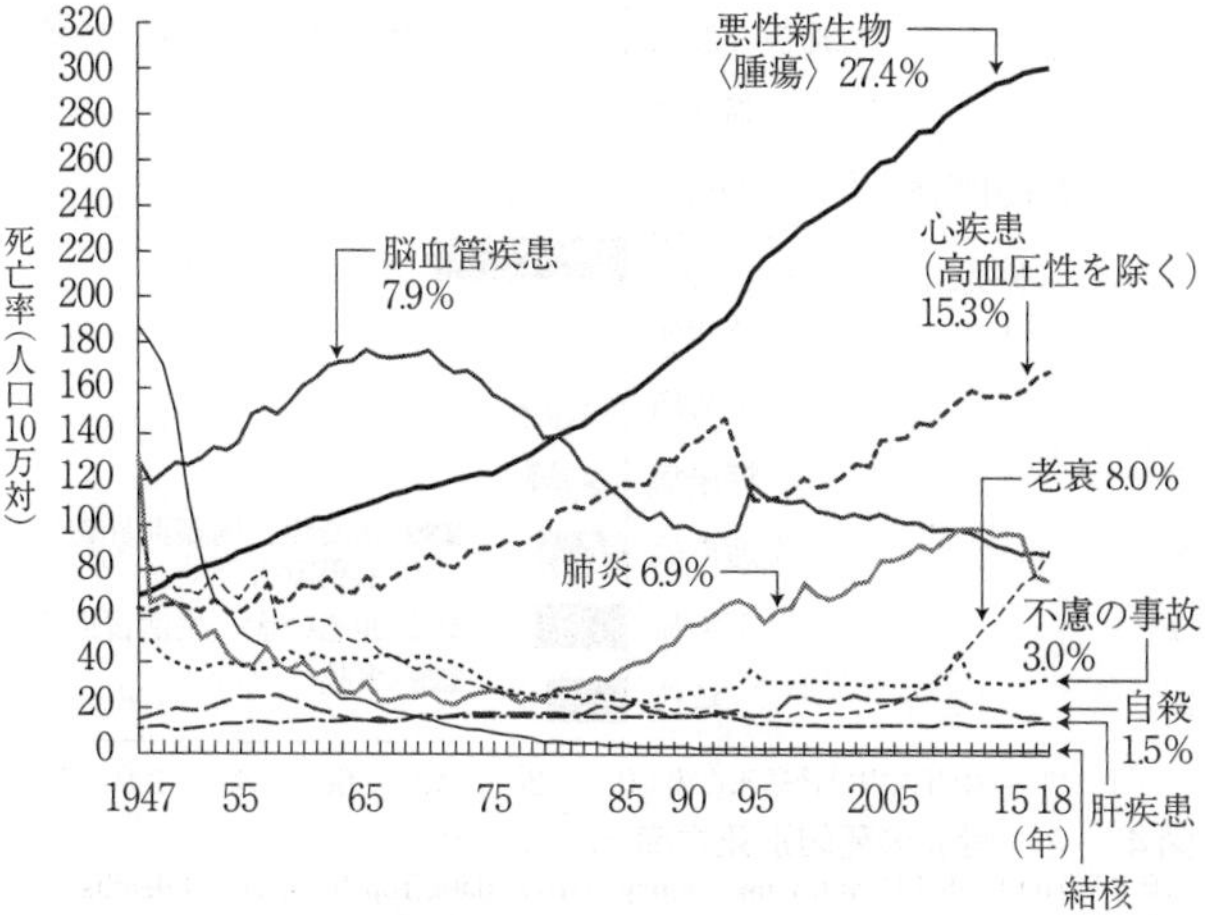

図4-1　日本の死因別死亡率の推移（人口10万対）
注：%は2018年における構成割合
出典：厚生労働省「平成30年（2018）人口動態統計月報年計（概数）の概況」p.11より作成

日本では非感染症疾患は、四〇歳以上の成人になって起こる病気という意味で、一九五六年以降、「成人病」と呼ばれてきた。しかし、成人であっても生活習慣の改善により予防可能で、成人でなくても発症の可能性があることから、一九九六年に当時の厚生省が「生活習慣病」と改称することを提唱し、二〇〇〇年代にかけて定着していった。日本成人病学会も二〇〇二年に「日本生活習慣病学会」へと名称変更した。非感染症疾患と生活習慣病はほぼ同義であるが、非感染症疾患には生活習慣病に加え、精神疾患なども含まれるとされる。本章では非感染症疾患のなかの、生活習慣病に焦点を当てて

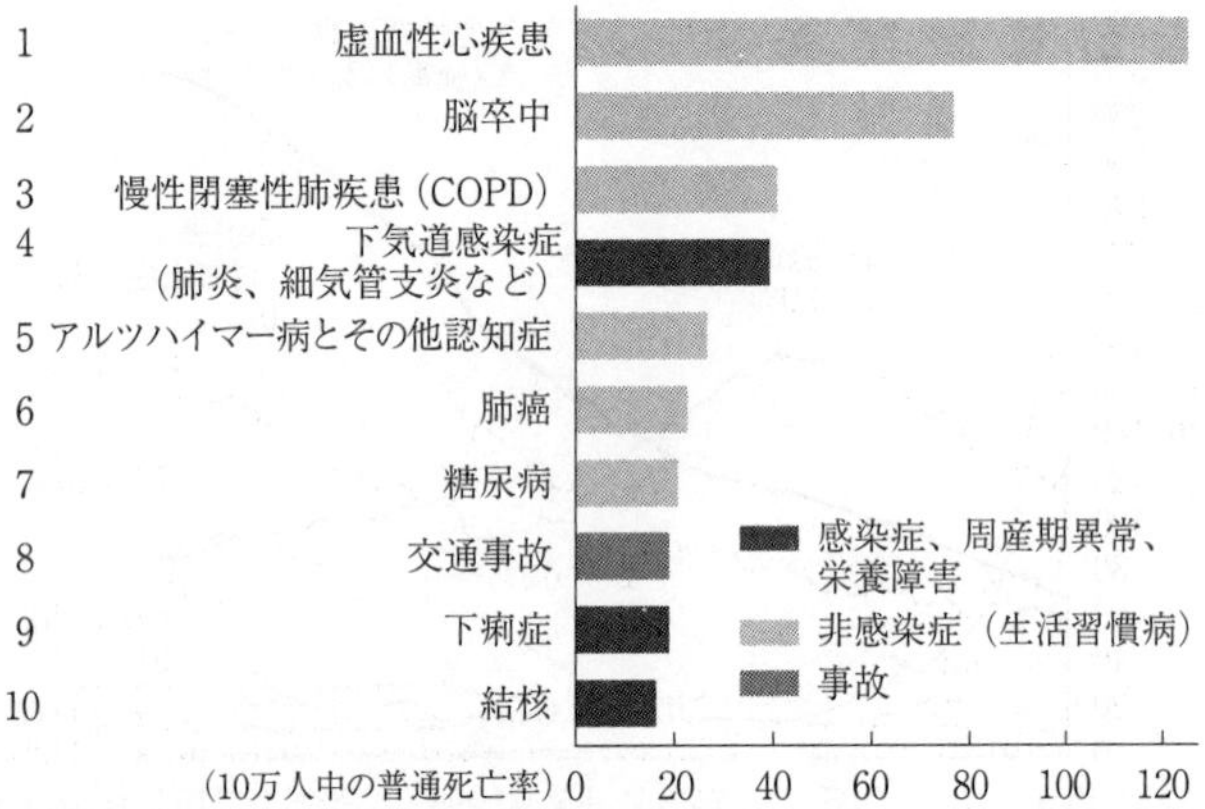

図4－2　世界の死因別死亡率（人口10万対）
出典：WHO Global Health Observatory（GHO）data, Top 10 causes of deaths より作成

いくこととする。

世界でも約七割の人が非感染症疾患によって亡くなっている。日本ではがんが死因のトップであるが、世界全体で見ると、脳卒中や心血管疾患などの循環器疾患が死因のトップに君臨し、がん、呼吸器疾患、糖尿病がそれに続いている。図4－2は世界の死因トップ一〇を示したものであるが、その半分以上を生活習慣病が占めていることがわかる。

発展途上国を蝕む非感染症疾患

二〇一一年九月の国連総会では、生活習慣病を含む非感染症疾患に関する総会宣言が採択され、そのなかで非感染症疾患が国際社会における経済的・社会的発展の妨げになっていることが確認された。特に発展途上国へのインパクトは大きい。三〇～六九歳の生産年齢人口が非感染症疾患によって死亡するケースが増えているが、その八五％以上が発展途上国においてだからである。途上国ではファーストフードや不健康な食習慣、アルコール、たばこなど、非感染症疾患を招く要因に晒されやすい。また、いったん罹患すると、医療サービスへのアクセスが限られているため、長期間にわたり、高額な治療費を負担することとなり、家計にも、国の発展にも悪影響を与えかねない。

たとえば中国では、毎年約一〇〇万人もの人が喫煙を原因として死亡しており、適切なコントロールをしなければ、二〇三〇年までにその数は二〇〇万人に、二〇五〇年までに三〇〇万人になると見積もられている。医療費や生計の担い手を失うことなど、喫煙が中国社会にもたらす経済的コストは約五〇億米ドルと試算されている。現に喫煙がもたらす病気の治療費は、二〇〇〇年の統計で、中国の保健関連支出の三・一％を占めている。このように、非感染症疾患が社会に与えるインパクトは甚大であり、予防策を講じることが個人の健康にとっても、社会全体にとっても有益であることが研究によって明らかになっている。

早期発見、治療、予防の取り組み

生活習慣病対策にはもちろん、早期発見と早期治療も必要であり、その枠組みは国内外である程度整備されてきた。一九六五年にはＷＨＯの補助組織として、フランス政府の協力のもと、国際がん研究機関が設立され、がんの動態調査や研究などに従事している。日本でも一九六二年には国立がん研究センターが設立され、日本におけるがん対策の中核的機関として、研究・開発、医療の提供、医療従事者の研修、情報発信、政策提言などを行ってきた。これに続き、国立循環器病研究センター（一九七七年）、国立精神・神経医療研究センター（一九八六年）、国立長寿医療研究センター（二〇〇四年）を含む六つの国立高度専門医療研究センターが設立され、疾病構造の変化に対応するべく、研究や治療が行われてきた。

早期発見のための制度も確立されてきた。日本では一九五七年以降、生活習慣病（成人病）に関する動態調査や、早期発見・早期治療を目指して集団検診の推進などが行われてきた。二〇〇二年には健康増進法が制定され、そのなかで運動、飲酒、喫煙などを含む生活習慣全体の改善が目指された。二〇〇八年四月からは、健康保険組合・国民健康保険などに対し、四〇歳以上の加入者を対象としたメタボリック・シンドローム（内臓脂肪症候群）に着目した健康診断及び保健指導の実施が義務づけられてきた。

生活習慣病対策には早期発見と治療に加え、予防が重要となる。前述の二〇一一年九月の国連総会宣言では、喫煙や塩分・糖分・アルコールの過剰摂取、運動不足などの危険因子を適切にコントロールしていくことが確認された。生活習慣病対策は主に政府が担うものの、その牽引役《けんいん》としてWHOに求められる役割は大きい。WHOは二〇一三年五月、二〇二〇年までのアクションプランを採択し、そのなかでアルコールの消費量の削減、塩分や糖分摂取量の削減、禁煙対策などを予防指針として提供した。しかし、このような提案を実行に移すには様々な障壁がある。その現場をいくつかの切り口を通して見ていきたい。

2　生活習慣病予防策の障壁

糖分の摂取量をめぐる攻防

糖分の過剰摂取が虫歯や肥満、糖尿病や非アルコール性脂肪性肝疾患の原因となるため、摂取量を制限するべきではないかという議論は一九七〇年代頃からあった。最近では、見解を裏付ける科学的研究の蓄積により、糖分の過剰摂取を規制することが生活習慣病対策の一環として重視されてきた。他方、どの程度制限するのか、すなわち一日何グラムまでとするのか、あるいは一日の総摂取カロリーに占める割合を制限するか等をめぐって議論が紛糾し、ガイドラインの作成には時間を要した。

二〇〇三年四月に発表されたWHOと国連食糧農業機関（FAO）の共同専門家会合による報告書は史上初めて、一日の総摂取カロリーの一〇％以下に糖分の摂取量を抑えることを勧告した。これに対し、アメリカ砂糖産業のメンバーによって構成される砂糖協会は「あらゆる手段を使って抵抗する」と抗った。業界の抵抗はその後、報告書をもとにガイドラインを策定する過程でも続けられた。抵抗の手段としては、自社の主張を裏付ける研究への投資、自主規制をするという口約束、訴訟、問題とされる生活習慣病の原因を他の要因（運動不足など）に求めることなど、様々であった。

政府への働きかけも行われた。イギリスの社会学者のデイビッド・スタックラーらの論文によれば、アメリカの食品業界は強い政治的影響力を有しており、連邦政府に働きかけ、アメリカはWHOへの分担金で復讐《ふくしゅう》するとWHOを脅したという。ガイドラインの策定を牽引した当時のWHO事務局長マーガレット・チャンによれば「市場の力が政治的な力に変換されて」おり、業界の抵抗は健康の確保を目指す動きへの「最大のチャレンジ」だと述べた。

このような圧力にもかかわらず、WHOは二〇一五年三月、ガイドライン「成人及び児童の糖類摂取量」を発表した。このガイドラインでは、成人及び児童の一日あたり糖分の摂取量を、エネルギー総摂取量の一〇%未満とすれば、肥満・虫歯のリスクを減らせるとしている。ここでいう「糖分」は、グラニュー糖や上白糖といった一般的な砂糖に加え、蜂蜜《はちみつ》やメープルシロップ、一〇〇%のフルーツジュースに含まれるブドウ糖や果糖も含む。さらに一日あたり糖分の摂取量を、エネルギー総摂取量の五%まで減らして、一日二五グラム（ティースプーン六杯分）程度に抑えるなら、さらに健康効果は増大するとしている。たとえば、炭酸飲料一缶三五〇ccには約四〇グラム（ティースプーン一〇杯分）の糖分が含まれており、これを一本飲めば、優に五％を超えてしまうこととなる。そのため、糖分の摂取量をエネルギー総摂取量の五％とする提案については、厳しすぎるとの声もある。

ソフトドリンクへの課税？

WHOは生活習慣病対策の一環として、課税による効果を検証するために、加盟各国に対して甘いソフトドリンクに課税することも提案してきた。二〇一六年一〇月のWHOの報告書では、糖分が多いソフトドリンクの過剰摂取が肥満や糖尿病などの原因であるとした上で、ソフトドリンクに二〇％以上の課税をすれば、特に若者や低所得層の摂取量を減らすことができ、ひいては肥満や糖尿病を減らせると提案した。WHOはさらに、果物と野菜に補助金を出し、価格を一〇～三〇％削減することでこれらの食品の消費増が見込めるとの提案も行った。

実際に導入するか否かはWHO加盟国の裁量に委ねられているが、世界の各地では実際に「ソーダ税」の導入を試みた例もある。メキシコでは二〇一四年ソフトドリンクへの課税が導入され、消費が減ったとのデータがある。ハンガリーでも二〇一一年、糖分や塩分を多く含む食品への課税が導入され、消費が減ったとの報告がある。他方、『ニューヨークタイムズ』の記事によれば、アメリカではニューヨーク市が二〇一三年にソーダ税の導入を試みたものの、飲料業界の強い反発により頓挫したという。イリノイ州クック郡でもソーダ税が二〇一七年一二月一日、施行から四ヶ月で廃止となったという。イギリスやフィリピン、南アフリカなど導入に向けて検討しているところもあるが、定着するか否かは未知数である。

フードガイドをめぐる攻防

糖分の摂取をめぐる以上の攻防は氷山の一角にすぎず、同様の攻防はその他のトピックスに関しても見られる。日本でも食事バランスガイドなるものが存在する。一日に、「何を」、「どれだけ」食べたらよいかを考える際の参考となるよう、食事の望ましい組み合わせとおよその量をイラストでわかりやすく示したものである。WHOとFAOが共同で策定したガイドラインに即して、それぞれの国の事情に合わせてフードガイドなるものが策定されている（図4－3〜6）。

フードガイドの共通項としては、一日の食べ物のほとんどを穀物、野菜、果物のグループで満たし、それに牛乳と肉のグループを少々加え、脂肪と糖分の多い食べ物はさらに少なくするという食パターンを推奨している点である。一九九二年にアメリカで序列をつけたフードガイド（図4－3）が発表されたとき、アメリカ農務省は肉と乳製品のロビイストから圧力を受け、ガイドラインの発行中止に追い込まれた。アメリカの栄養学者マリオン・ネスルによれば、その後、アメリカがん協会、栄養教育協会、生鮮果実・野菜協会連合会らから抗議が寄せられ、現在はやや序列がわかりにくいフードガイド（図4－4）となっている。

イギリス（図4－5）や日本（図4－6）のガイドでは、特定の食べ物（果物、野菜、穀物）をより多く食べることを推奨しているものの、肉類、乳製品、脂肪、糖類を減らすとも

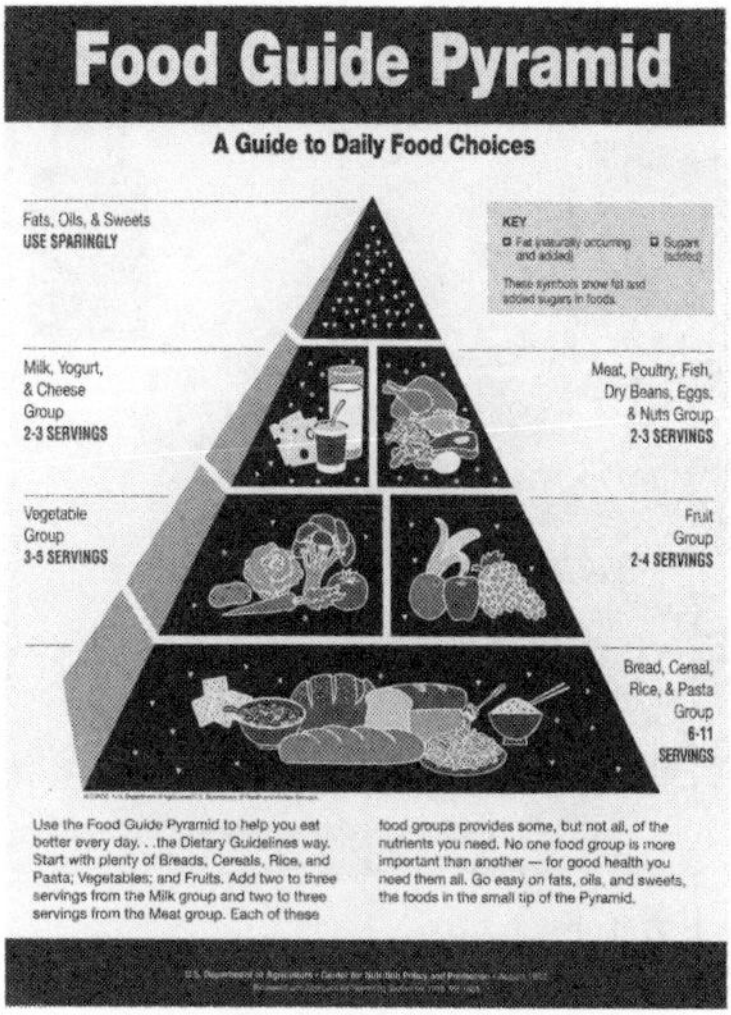

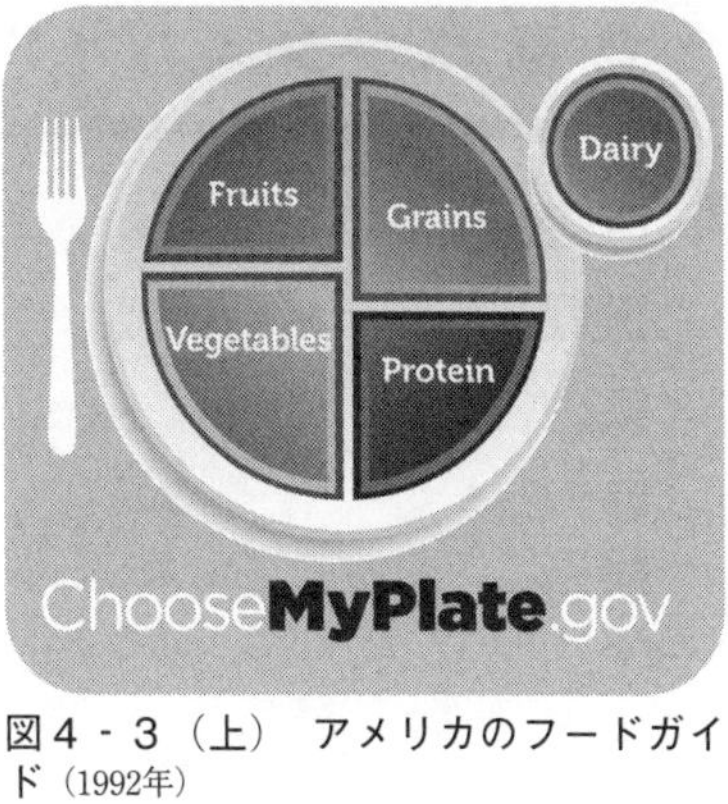

図4－3（上）　アメリカのフードガイド（1992年）
図4－4（下）　同上（2001年）
出典：アメリカ農務省ウェブサイト

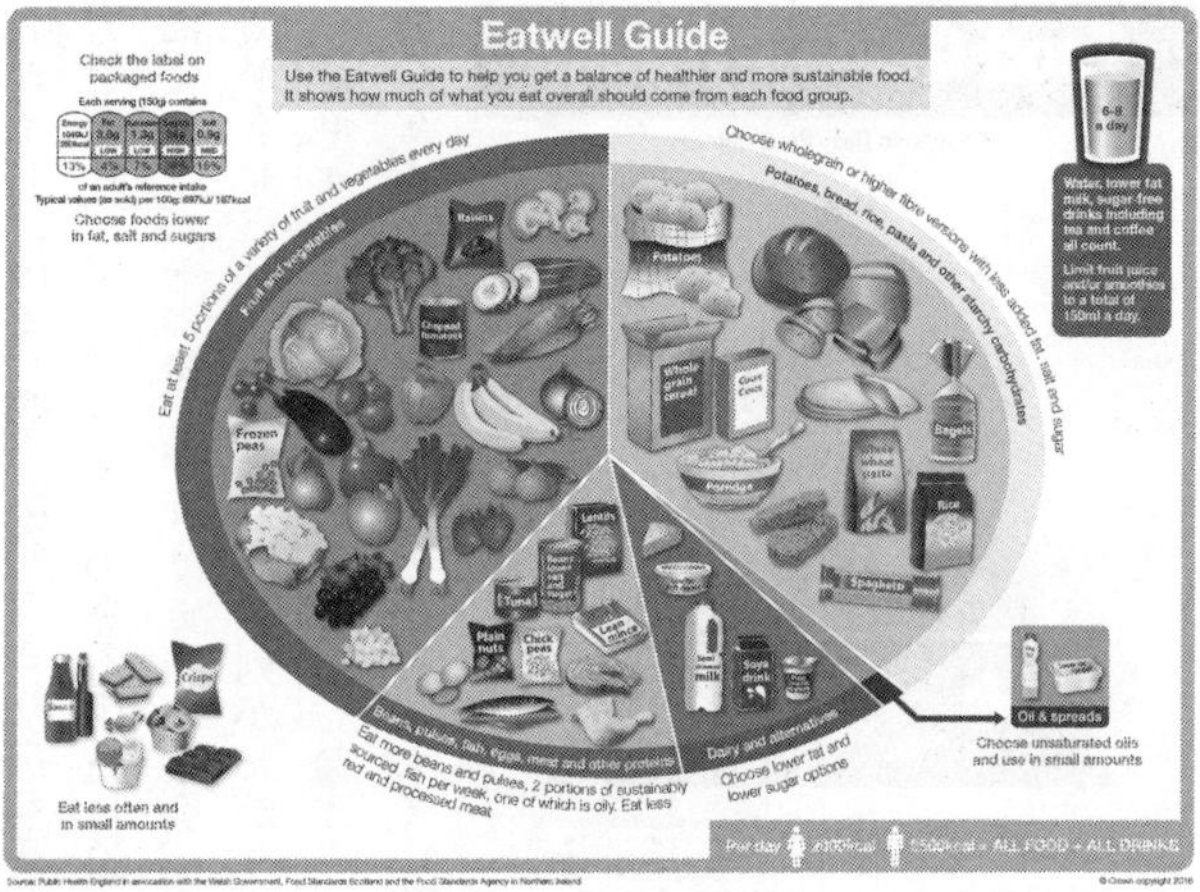

図4-5　イギリスのフードガイド
出典：ナショナル・ヘルス・サービスのウェブサイト

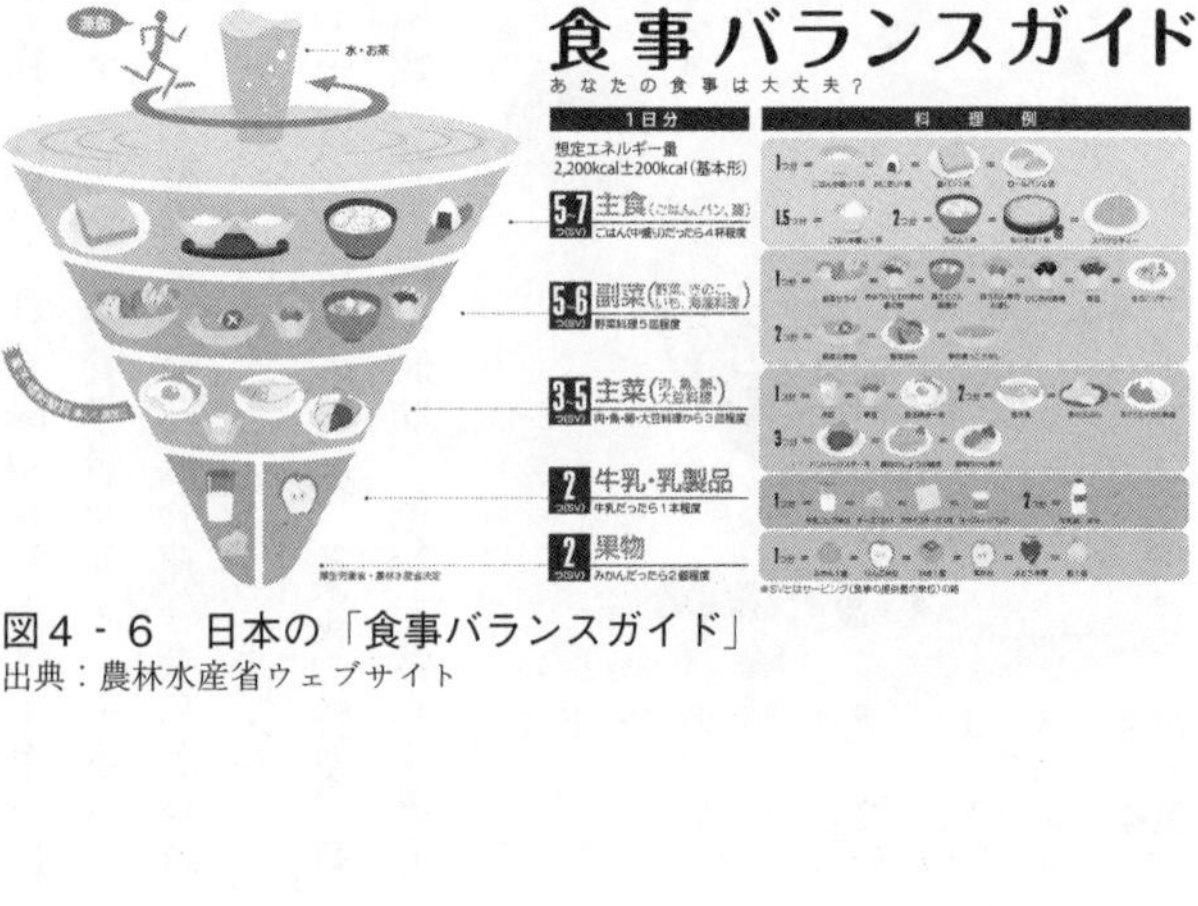

図4-6　日本の「食事バランスガイド」
出典：農林水産省ウェブサイト

っと健康になれるとの記述はない。実際、そのような勧告を明文化すれば、業界の抵抗を免れえない。自由な経済・消費行動と健康を模索する動きの妥協の産物が、現行のフードガイドといえる。

アルコールの過剰摂取

アルコールに関しても、同様の論争がある。アルコールは適量であれば、人間関係の円滑化などの社会的効用に加え、血行を促進し、精神的ストレスの発散、動脈硬化を予防するHDLコレステロールの増加などの医学的効用がある。他方、アルコールの過剰摂取は、肝障害、膵炎《すいえん》、脂質異常症、高尿酸血症、高血圧症、食道がんなど、様々な生活習慣病の直接要因となることに加え、肺炎や結核など感染症の間接要因にもなりうる。さらに暴力や依存症を引き起こすこともあり、社会へのインパクトも大きいとされる。

「生活習慣病のリスクを高める飲酒量」とは、一日あたりの純アルコール摂取量が男性で四〇グラム以上、女性で二〇グラム以上とされている。純アルコール四〇グラムをお酒に換算すると、ビール中びん二本（約一〇〇〇cc）、清酒二合（三六〇cc）、ワイン四杯（四〇〇cc）に相当する。

後述のたばこと異なり、適量の飲酒は、いくつかの生活習慣病に対して予防効果もあるので、課税や広告の禁止は必要ないとの研究もある。他方、過剰摂取は個人の健康のみならず社会的な影響も免れえない。二〇一四年のWHOの統計では、毎年三三〇万人がアルコールの過剰摂取で亡くなっており、それは死亡者全体の五・九％を占める。そのため、WHOはアルコールの過剰摂取を減らすこと／予防することを優先課題と位置づけている。

二〇一〇年、WHOはアルコールの過剰摂取を削減していくための戦略（WHO Global Strategy to Reduce the Harmful Use of Alchol）を策定、具体的な政策として販売時間や販売場所の制限、広告の制限、アルコールへの課税などをあげ、加盟国政府がそれぞれの裁量で実行するべきことを提案した。日本でも未成年者飲酒禁止法の二〇〇一年の改正により、酒類の販売・供与にあたっては、年齢の確認が必要となった。ただし、WHOが提案しているような、広告の制限や公共の場所での飲酒の制限などはまだ実施されていない。

自由か、健康か？

アルコールや糖分、塩分はそれ自体が悪というわけではなく、その用い方いかんによって益にも害にもなりうる。糖分や塩分に至っては、人体に必要な栄養素でもある。どのように消費するか、どのように販売するかは、自由な社会では消費者あるいは事業者の判断に委ねられており、あらかじめその害悪を防ぐ目的で市場に介入することは、必然的に抵抗を生み出す。現状ではガイドラインの勧告に即して、食品・飲料業界の自主規制に依拠している状態であるが、企業による自主規制はあまり効果は期待できず、政府による公的な規制があって初めて効果的であることが研究によって明らかとなっている。

自由な社会では、異なる価値観が対峙《たいじ》する場合、アクターの力関係や世論の動向によって、どの価値がより重視されるかが決まってくる。糖分や塩分、アルコールの摂取に関しては、健康を重視する勢力もさることながら、やはり自由を重視する勢力に軍配が上がっている。他方、喫煙に関しては、少し状況が異なる。

3　喫煙と人類社会

たばこと健康

生活習慣病の要因として、塩分・糖分やアルコールの過剰摂取と並んで問題視されているのが喫煙である。一九九〇年代初頭まで、テレビコマーシャルや電車の中でたばこの広告を目にすることが一般的であったが、最近ではそのようなものを目にすることはない。また、たばこのパッケージには健康への警告が記されている。国際的な規制の枠組みが成立し、その影響を受けてきたためである。

たばこの煙の中には、たばこ自体に含まれる物質と、それらが不完全燃焼することによって生じる化合物が含まれており、その種類は合わせて約五三〇〇種類と報告されている。そのなかには、発がん物質が約七〇種類含まれており、喫煙によって速やかに肺に到達し、血液を通じて全身の臓器に運ばれ、がんの原因となる。たばこに含まれる有害物質の代表格は中枢神経の興奮・抑制作用や血管収縮などを引き起こすニコチンである。ニコチンの代謝物が発がん性を有することに加え、ニコチンそれ自体にも腫瘍血管を増生させてがんの発育を促進する作用があることも報告されている。さらにニコチンは依存性があり、深刻なたばこ依存症を引き起こす。多くの喫煙者はストレス解消を求めて喫煙するというが、実際には、ニコチン切れによる離脱症状（禁断症状）からの緩和にすぎない。

喫煙は肺がん、慢性閉鎖性肺疾患、虚血性心疾患（心筋梗塞《こうそく》、狭心症など）、神経系疾患、消化器系疾患、糖尿病、骨粗鬆症《こつそしょうしょう》、歯科疾患など多数の疾患を引き起こす。また、低出生体重児、流・早産など妊娠に関連した異常、といった特定の疾病のリスクを伴う。

喫煙は喫煙者本人だけでなく、吸わない人にも健康被害を引き起こす（受動喫煙）。喫煙者が吸うたばこの煙（主流煙）に含まれる化学物質は、たばこ製品の燃焼部分から出る煙（副流煙）や喫煙者が吐き出す煙の中にも存在しており、受動喫煙がたばこを吸わない人の肺がんの原因の一つになるほか、虚血性心疾患、脳卒中などにもかかりやすくなることが研究から明らかとなっている。

元祖嗜好品

たばこは長く欧米社会の経済を支え、人々に嗜好品として嗜《たしな》まれてきた。コロンブスが新大陸の発見とともにヨーロッパに伝えたたばこは、一六世紀半ばにイベリア半島からフランス、イングランドを含むほかのヨーロッパ諸国へと広まった。アメリカ研究者の岡本勝によれば、当初は特権階級にのみ嗜まれていたが、徐々に一般国民にも使用されるようになったという。一七世紀に入り、アメリカの植民地が開拓されていくと、たばこはラム酒の製造とともにアメリカ植民地の経済を支える手段となった。

一九世紀末には、たばこを大量生産できる巻き上げ機と、小さくて携帯可能かつ安全なマッチの開発、欧米のたばこ会社のアジアへの進出により、たばこが世界各地で消費されるようになった。嚙《か》みたばこ、葉巻、パイプたばこなど、たばこを消費する様々な方法があったが、二〇世紀初頭にかけて徐々に紙巻たばこが下流・上流階級問わず、主流となっていったという。

流行とともに、たばこを規制しようという動きも見られるようになった。イギリスの政治学者ポール・ケアニーらの研究によれば、二〇世紀初頭までは主に人間の道徳を蝕むことへ

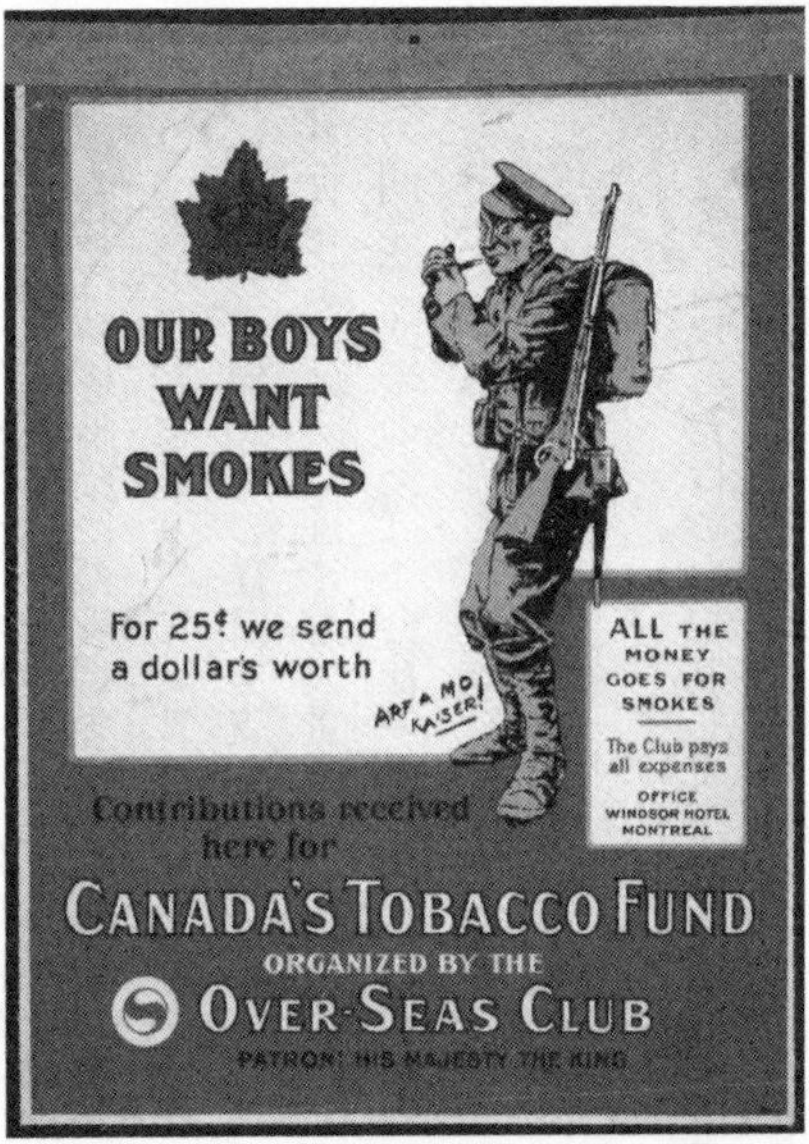
OUR BOYS
WANT
SMOKES
For 25¢ we send
a dollar's worth
ARF A MO KAISER!
ALL THE
MONEY
GOES FOR
SMOKES
The Club pays
all expenses
OFFICE
WINDSOR HOTEL
MONTREAL
Contributions received
here for
CANADA'S TOBACCO FUND
ORGANIZED BY THE
OVER-SEAS CLUB
PATRON: HIS MAJESTY THE KING

図4-7　第一次世界大戦時のカナダのポスター

の懸念によるものであったという。一九世紀末から二〇世紀初頭にかけてのたばこ反対運動は禁酒運動とともに展開され、主に若者が飲酒や喫煙によって道徳的・身体的に荒廃していくことを懸念していた。ただし、そのような動きが国民の喫煙習慣に影響を与えることはなかったという。

ケアニーらの研究によれば、第一次世界大戦が始まると、戦時経済としてたばこ産業は振興され、戦時中の娯楽として喫煙は戦闘行為そのものに直接的な影響を与えないとの認識から、飲酒よりも推奨されていたという。戦闘のストレスから兵士たちを癒《いや》すために、軍隊にたばこを供給することは愛国的な義務であると考えられ、たとえばカナダでは図4-7のポスターを掲示し、兵士たちにたばこを届けるために国民に広く募金を呼びかけた。総じて、一九五〇年代まで、たばこ産業は戦後復興や経済振興の手段と認識

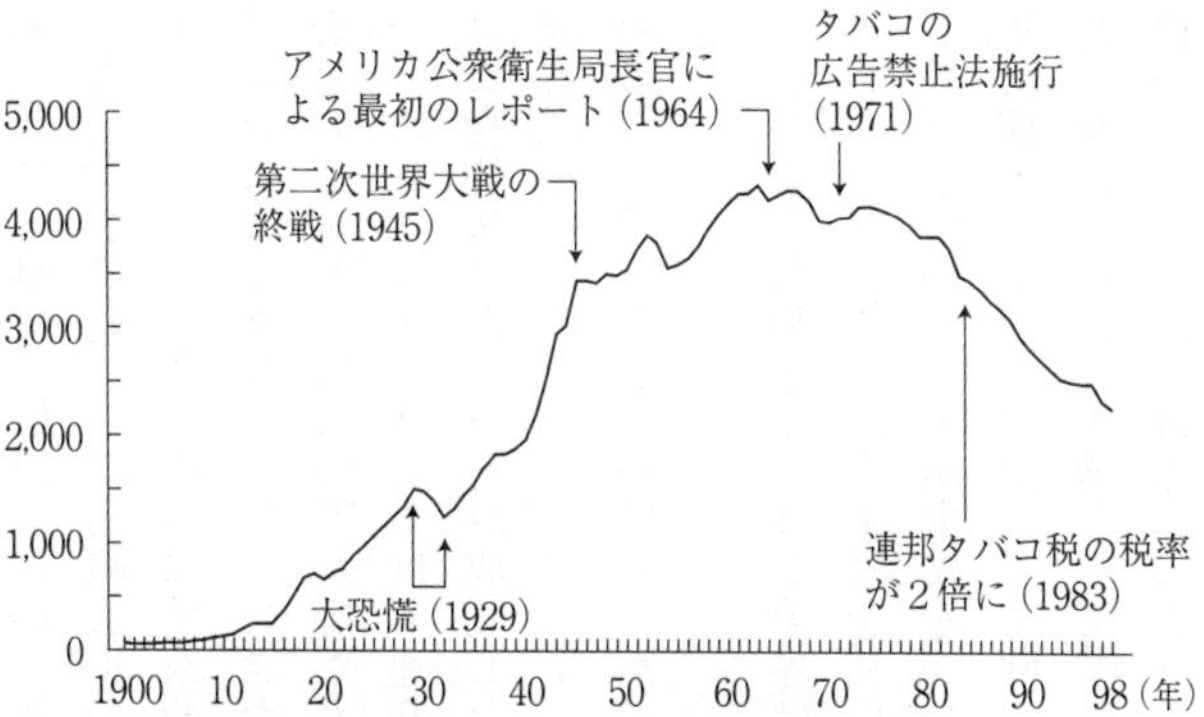

図４‐８　アメリカにおけるたばこ消費の推移
出典：アメリカ疾病予防管理センター（CDC）ウェブサイトより作成

され、規制の動きが活性化することはなかったという。

政府による規制の始まり

一九五〇年頃には喫煙と肺がんの関係に関する病理学的・科学的研究が進められ、国民の間に健康への不安がある程度共有されるようになった。その不安を反映するかのように、アメリカでは一九五〇年代初頭にたばこの消費量が落ち込んだ（図４‐８参照）。ただし、そのような状況をたばこ産業が甘受していたわけではなく、たばこの安全性や喫煙＝男らしいというイメージを植え付けようとする動きが目立ち、その広告に医師やスポーツ選手を用いるものが増えた。

このようななかで、先進国では政府による規制が始まった。イギリスでは英国王立内科医協会が一九六二年に「喫煙と健康」という報告書を公表、そのなかで紙巻たばこ喫煙は肺がんや気管支炎などを引き起こし、心臓疾患の進行を確実に早めると結論づけ、政府による対策を促した。アメリカでは一九六四年に公衆衛生局のもとに設けられた委員会が報告書を発表、そのなかでたばこ産業が長く主張してきた「喫煙はがんを引き起こさない」という主張を真っ向から否定し、紙巻たばこ喫煙が肺がん、咽頭《いんとう》がんの直接的原因であると結論づけた。こののち、一九六五年にアメリカでは「連邦紙巻たばこ表示広告法」が、一九六九年には「公衆衛生たばこ喫煙法」がそれぞれ成立した。前者はたばこのパッケージに健康への警告を義務づけ、後者はたばこのパッケージにより強力な健康警告を要求、また、ラジオやテレビでのたばこの広告も禁止するものであった。こうして、主に先進国でたばこの規制は具体化されていった。

このような動きにたばこ業界は攻勢を強めた。テレビ広告が禁止されても、スポーツのスポンサーなど他の広告手段を利用して巧みに販売促進が行われ、さらに「ライト」、「マイルド」などいかにも害が少なそうな名称のたばこが登場した。一九六〇年代後半から一九七〇年代前半にかけて、主として欧米や日本などの先進国において起こった女性解放運動では、若い女性が解放の象徴として喫煙するケースが増え、たばこ業界も喫煙を女性の自立や近代性の象徴と位置づけるかのような広告で女性の消費者獲得に努めたという。

規制を望む勢力が優勢に

このような攻防を繰り返しつつも、先進国において、たばこの規制は進展していった。ポール・ケアニーらの研究によると、たばこ規制法が存在する国の数は一九七六年には三〇に満たなかったが、八二年には五七ヶ国、九五年には九一ヶ国へと増えていった。一九八一年に受動喫煙と肺がんの関連を示す論文が発表されると、喫煙者個人の問題としてではなく、社会問題として認識されるようになった。その様子は喫煙者数の推移からもわかる。岡本勝によれば、一九五〇年代にアメリカの成人男性の喫煙率は五〇%以上あったが、一九八二〜九三年にかけては年率で一%ずつ減少していったという。JT全国喫煙者率調査によると、日本でも喫煙者は男性が一九六七年に八二・三%だったものが、一九八七年には六一・六%となった。

たばこを嗜む自由と、健康のために規制しようという動きが拮抗してきたなか、以上の動きは後者が優勢になってきたことを示すものであった。たばこ市場を寡占していたたばこ業界は、その収益ゆえに、強い政治力を有していたが、喫煙の健康被害が研究によって明らかになるにつれ、公衆衛生や非喫煙者の権利保護の観点からたばこの規制を訴えるアクターが国内外で組織化されていき、たばこ産業の影響力は低下していった。アメリカでは一九九〇年代、政府とたばこ産業の対立が訴訟に発展し、訴訟の過程でたばこ産業の実態が明らかとなり、世論レベルでも規制を望む勢力が多数派となっていったという。

4　たばこ規制の進展と将来

WHOは一九七〇年代以降、複数の専門家委員会を設置し、規制に向けた科学的論拠の提供と、それに基づく政策パッケージの提案を行ってきた。一九八九年には一九八八～九五年までのアクションプランを発表した。他方、九〇年代半ば頃になると、国レベルでの対応には限界があり、たばこ規制のための国際条約を締結しようというアイデアが浮上してきた。国別の規制から、グローバルに統一化された規制へと舵《かじ》が切られたのであった。

難航した交渉

一九九五年に条約締結のための交渉が始まったものの、交渉は難航した。強制力のある法的枠組みではなく、緩やかな決議を望む声も強かった。アフリカ、中東、東南アジアの多くの国は喫煙による健康被害、公衆衛生予算の増大を抑えるべく、条約を望んだが、たばこの栽培国は緩やかな措置を希望した。結局、一九九六年の世界保健総会では、規制のための条約を締結することが決まった。その後も、具体的な条文をめぐって攻防が続き、特に大手たばこ企業の所在国からは強い抵抗が見られた。

アメリカは世界最大のたばこ会社フィリップ・モリス社のほか、R・J・レイノルズ社とブラウン・アンド・ウィリアムソン社（二〇〇四年にR・J・レイノルズ社に吸収）の所在国であり、それらの企業は特に共和党と強いつながりを有していた。公衆衛生学者のハディー・マムドゥらの研究によれば、アメリカは、ビル・クリントン民主党政権のもとで交渉に熱心な姿勢を見せていたが、二〇〇一年にジョージ・W・ブッシュ共和党政権が誕生すると、態度が一変、たばこのパッケージに「マイルド」、「ライト」など特定の文言を禁止する条項に反対、そしてたばこの規制が自由貿易の精神に反するとして、交渉全体に消極的な姿勢を見せたという。

ドイツは当時、世界第四の規模を誇っていたレームツマ社の所在国で、たばこ産業が国内で強い影響力を誇っていた。交渉過程でドイツはたばこの広告・販売促進・後援を規制する第一三条を、表現の自由に反するとして反対した。結局、第一三条には自国の憲法ゆえに全面的な禁止ができない国には例外的な扱いをすることが加えられ、これをもってドイツは第一三条を受け入れた。日本も抵抗勢力の一つであった。日本政府は一九九九年にR・J・Rインターナショナルを買収して設立されたJTインターナショナル（JTI）の最大の株主であり、広告規制や「マイルド」、「ライト」など文言の規制に強く反対した。

たばこ産業はあの手この手で交渉を妨害した。二〇〇〇年八月、WHOの専門家委員会が提出した報告書によると、条約の締結に向けて動けなくなるように、たばこ産業がWHOの信用を傷つけ、妨害するためのグローバルな戦略を仕組んでいたことが明らかとなった。二〇〇三年にはフィリップ・モリス社らたばこ大手がWHOによる規制ではなく、広告の自粛などを通じて自主規制をしたいと訴えたが、当時の事務局長グロ・ハーレム・ブルントラントはたばこ会社が自主規制の能力があるという いかなる証拠もなく、自発的な規制は条約を台無しにするだけだと回答した。

締結に至った背景

二〇〇三年五月二一日の世界保健総会において「たばこの規制に関する世界保健機関枠組み条約（WHO Framework Convention on Tobacco Control：FCTC、以下、たばこ規制枠組み条約）が全会一致で採択された。たばこ規制枠組み条約はWHO憲章第一九条で規定されている「拘束力ある条約」の唯一の事例である。

難航した交渉のなかで、なんとか締結にこぎつけた背景には、国際機関や市民社会組織らによるネットワークの役割が認められる。長年、たばこ産業はたばこが生み出す収益と雇用により、経済発展に貢献すると主張し続けてきた。これに対し、一九九九年五月、世界銀行はWHOと協力して報告書を出版、そのなかでマラウィ、ジンバブエなど、たばこにその経済を大きく依存している一部の国を除き、たばこの規制は国の経済と健康にとって良いことであり、自由貿易の精神に反しないと結論づけた。規制の世界経済への影響を科学的に検証することで、たばこを経済から公衆衛生の課題に位置づけ直したのである。

このほかWHOのブルントラント事務局長のイニシアティブも大きかった。一九九八年にWHOの事務局長に就任したブルントラントはノルウェーの首相を務めた人物で、首脳級の人脈を駆使し、様々な政策を成し遂げた点で評価が高い。条約の締結を最優先事項に位置づけるのみならず、WHO内でのたばこ規制の位置づけを格上げし、また、国連のたばこ規制の取り組みをWHOのもとに一元化し、市民社会組織との連携を強めるなどして、締結に向けた道のりを円滑化した。

市民社会組織の活躍

市民社会組織も交渉の過程を円滑にするべく重要な役割を担った。交渉に関与した市民社会組織は枠組み条約同盟という連合体を結成し、ニューズレターの発行を通じて、議論を組み立てたり、交渉に消極的な国の態度を変えさせることに尽力した。WHOは当初より市民社会組織との協調を重視しており、一九九九年、イギリスをベースとするAction on Smoking and Health（ASH）に、条約の交渉過程で市民社会組織と連携する方法を検討するよう依頼し、助成金を出した。ASHはインターネットを通じて世界中のたばこ規制に関与する市民社会組織を動員し、それが枠組み条約同盟に発展した。枠組み条約同盟に加盟している団体の数は二〇〇〇年一〇月には七二だったが、二〇〇八年三月には九八に増加。現在も一〇〇ヶ国以上の五〇〇を超える組織によって構成され、活動を続けている。

枠組み条約同盟は交渉に公式に参加していたわけではなかったが、政府代表者の意思決定に大きな影響を及ぼした。たとえば枠組み条約同盟は日報（Alliance Bulletin）をフランス語、スペイン語、英語で二〇〇〇〜〇三年の間毎日発行した。日報は交渉の過程に関する新聞のようなもので、代表者のほとんどに読まれていたという。さらに枠組み条約同盟は交渉のリーダーシップをとったアクターに対する「蘭《らん》賞（the Orchid Award）」と、交渉を妨害したアクターに対する「汚い灰皿賞（Dirty Ashtray Award）」を創設し、交渉に消極的あるいは攻撃的なアクターを恥さらしにすることで、交渉の妥結を目指した。ちなみに蘭賞はブルントラントや欧州委員会委員長、汚い灰皿賞はJTやフィリップ・モリス社、ブリティッシュ・アメリカン・タバコ社らに授与された。締結された条約の第四条七項には「市民社会の参加が条約の目的を達成する上で不可欠」との文言が盛り込まれたが、締結過程から市民社会組織の活躍には目覚ましいものがあった。

たばこ規制枠組み条約の採択

交渉開始から八年目にあたる二〇〇三年五月、世界保健総会において、たばこ規制枠組み条約が全会一致で採択された。当条約は、締約国にたばこ規制のための枠組みを提供することにより、たばこによる健康、社会、環境及び経済に及ぼす破壊的な影響から現在及び将来の世代を保護することを目的とし、二〇一八年末までに一八一ヶ国が締約国となった。交渉の過程で抵抗した日本も、国際的な孤立を避け、かつ締約国として条約の履行に影響を与えるべく、二〇〇四年五月に条約を批准、一九番目の締約国となった（二〇〇五年二月発効）。二〇二〇年二月、たばこ規制枠組み条約は発効から一五周年をむかえた。

条約では「たばこの消費及びたばこの煙に晒されることが死亡、疾病及び障害を引き起こすことが科学的証拠により明白に証明されている」こと、「紙巻たばこが含む化合物の多くに、及び紙巻たばこから生ずる煙に薬理活性、毒性、変異原性及び発がん性があること、たばこへの依存が主要な国際的疾病の分類において一つの疾患として別個に分類されていること」、「出生前にたばこの煙に晒されることが児童の健康上及び発育上の条件に悪影響を及ぼすという明白な科学的証拠があること」への認識が示された。法学者の田中謙は、特に受動喫煙の害や喫煙と疾病の因果関係については論争があっただけに、条約の前文でこのように明記されたことの意義は大きかったと指摘する。

条約で示された具体的な政策としては、締約国がすべての人に喫煙ならびに受動喫煙による健康被害の概要、依存性、道徳上の危険性を知らせること、公共の場所において受動喫煙防止のための措置を講じること、たばこ製品のパッケージ及びラベルについて、消費者に誤解を与えるおそれのある表現（低タール、マイルド、ライトなど）によって販売を促進しないこと、パッケージの主要な表示面の最低でも三〇％以上を健康警告表示に充てること、たばこの広告・販売促進及び後援を禁止又は制限すること、未成年者に対するたばこの販売を禁止するため効果的な措置をとること、条約の実施について定期的な報告を締約国会議に提出することなどが定められた。

パッケージをめぐって

たばこ規制枠組み条約第一一条では、国内法でたばこ製品のパッケージ及びラベルについて、消費者に誤解を与えないように適切な方法をとることが義務づけられた。条約締結後に作成されたガイドラインでは一歩進んで、広告や販売促進のもたらす影響を緩和するために、プレーンパッケージ（無地包装）の導入が勧告された。プレーンパッケージとは、白黒また

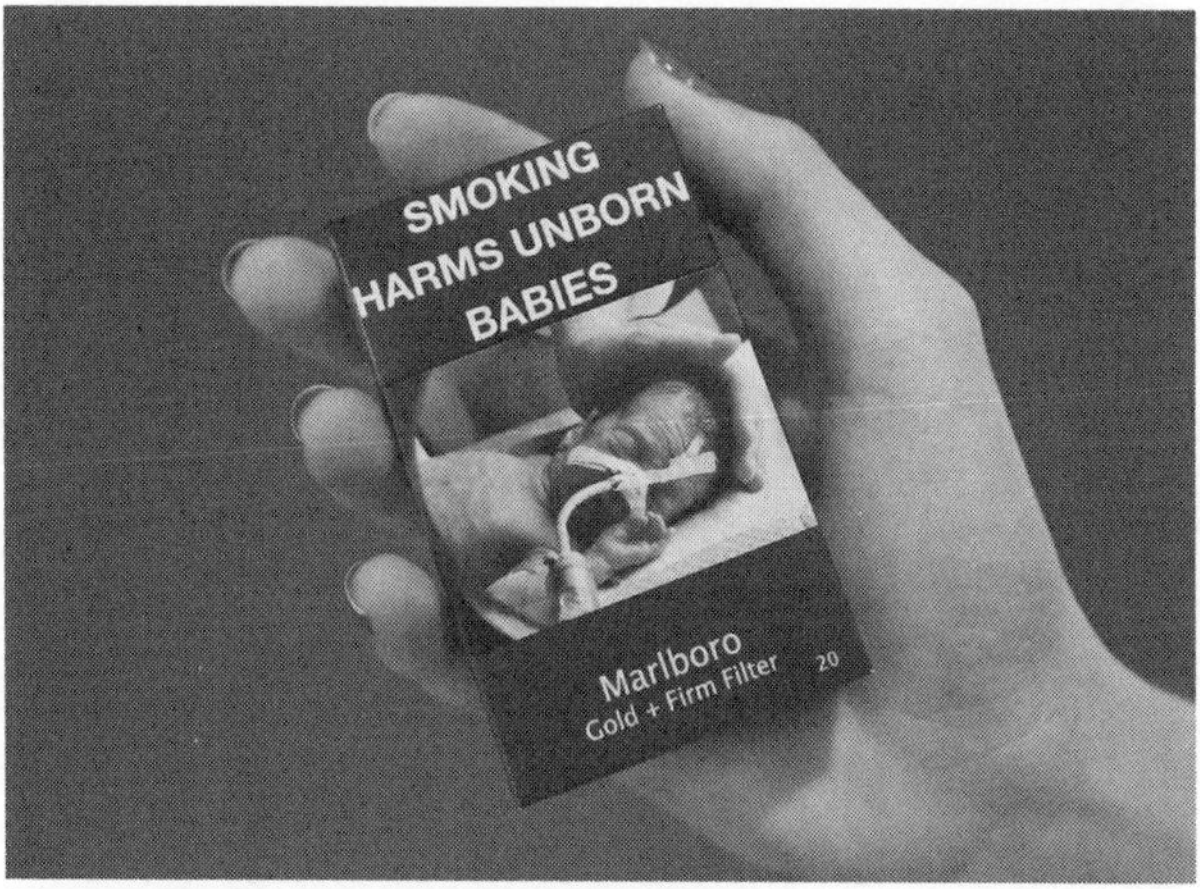

図4-9　プレーンパッケージ導入後のオーストラリアのマールボロ
出典：ロイター/アフロ

は国内当局が規定した対照的な二色を使い、たばこのパッケージから企業のロゴを含むすべてのブランドイメージや色、目立つフォントやロゴなどを削除し、特に若者に対してたばこを魅力的でなく見せようとするものである。二〇一二年にオーストラリアで導入され（図4-9）、二〇一六年にはフランスとアメリカ、イギリスでも導入された。ノルウェー、ハンガリー、スロベニア、フィンランド、カナダ、ニュージーランド、シンガポール、ベルギー、南アフリカでも導入が検討されている。

導入にあたっては政府とたばこ会社の間で裁判に発展するケースも少なくない。オーストラリアでは二〇一一年一二月にプレーンパッケージング法が全面実施に至ったが、当該法案が違憲であるとの申立てが行われた。結局、二〇一二年八月、オーストラリアの連邦最高裁判所はこの申立てを退けた。二〇一六年五月にはイギリスの高等法院がたばこ会社による訴えを退け、イギリス政府のパッケージ規制は適切であり、たばこ会社は賠償を受けるいかなる権利も有しない、なぜなら莫大な医療費がかかる行為に従事しているのだから、との判決を下した。

しかしプレーンパッケージの導入はあくまで一部の国にとどまっている。締約国のなかでも日本はまだまだ努力が必要とされる。日本では、締約国となったことを受けて、たばこのパッケージに健康への警告が記されるようになり、テレビのコマーシャルなどもなくなった。しかし、欧米で見られるような、いかにもグロテスクで、喫煙を思いとどまらせるようなパッケージは見られず、カラフルな色合いで消費者の目を引くようなパッケージのものが多い。

また条約ではたばこの価格及び課税に関する措置がたばこの消費を減少させる上で重要な手段であることを認識することを締約国の義務としたが、課税の割合は国によって異なる。

なお残る課題

総じて、たばこ規制枠組み条約はたばこ規制に関する規範を制度化し、喫煙ならびに受動喫煙の健康被害から人間の健康を守るという共通の目標に向けて、多様なアクターを協調させる土台を提供した。たばこ規制枠組み条約はルール、規範、政策、規制の総体であり、グローバル・ガバナンスの一形態といわれている。

多様性を基調とする国際社会のなかで、一つの目標に向けて共同歩調をとるのは、容易ではない。そのようななか、「たばこの健康被害から人間を守る」という一つの目標に向けて、多様なアクターに専門的知見と交渉の場を提供し、条約を成立させた点で、国際機関を中心に織りなされたネットワークの役割は大きかった。

他方、条約締結ですべて良しというわけではない。たばこ規制枠組み条約の締約国数は二〇一九年現在一八一ヶ国であり、いくつかの国は加盟していない。大手たばこ企業をバックに交渉に臨んだアメリカは署名したものの、結局批准しなかった。アルゼンチン、キューバ、ハイチ、モロッコ、モザンビーク、スイスも署名のみで批准していない。インドネシア、エリトリア、マラウィ、ソマリア、モナコ、南スーダンなど九つの国に至っては署名もしていない。

条約締結ののちには、締約国会議を定期的に開催し、条約の実効性を高めるための様々なガイドラインが作成されてきた。たとえば二〇〇七年に開催された第二回締約国会議で作成されたガイドラインには、一〇〇%禁煙以外の措置（換気、分煙など）は不完全であり、屋内の公共の場では全面禁煙とするべきこと、受動喫煙の被害から保護するための立法措置には罰則を盛り込むべきことが提案された。しかし、それを実現するか否かは締約国の裁量に委ねられており、条約の履行に関して締約国間で格差が生じているのが現状である。

新型たばこの登場

たばこをめぐる状況はこの十余年で大きく変化してきた。規制が強化された紙巻たばこに代わり、近年、非燃焼・加熱式たばこや電子たばことといった新型のたばこが急速に広がっている。非燃焼・加熱式たばこは、たばこ葉を燃焼させず、加熱により、発生する蒸気（たばこベイパー）を愉《たの》しむ製品である。電子たばこはたばこ規制枠組み条約が締結された二〇〇三年にその原型が登場し、たばこ葉を使用せず、専用カートリッジ内の液体（リキッド）を電気で加熱し、発生する蒸気（ベイパー）を愉しむ。

電子たばこを「たばこ」とみなすか否かは国によって異なるが、日本では「たばこ製品」としては扱われず、ニコチンを含むリキッドは「医薬品」、ニコチンを含むリキッドを吸引する器具は「医療機器」とそれぞれみなされている。そのため、規制のあり方も一般の紙巻たばことは異なり、消費者の関心をそそるような広告も散見される。

しかし、WHOは、「加熱式たばこを含む、たばこ使用のすべての形態は有害である」とし、規制の対象に含めるべきだとしている。また二〇一四年の報告書では、公共施設内における非燃焼・加熱式たばこや電子たばこの使用を禁止するよう勧告している。日本呼吸器学会も非燃焼・加熱式たばこや電子たばこの主流煙中には燃焼式たばこ（一般のたばこ）とほぼ同レベルのニコチンや揮発性化合物などの有害物質が含まれているとして、それらの使用が健康に悪影響をもたらすこと、公共の場での使用は認められないとの見解を示している。台頭する「新しいたばこ」を、いかに既存の規制枠組みに組み込んでいくかは課題の一つであるが、当然のことながら、抵抗が予想される。

日本における規制

日本では条約批准ののち、行政レベルで様々な変革が見られた。もともとたばこのパッケージには何も注意文言が記載されていなかったが、一九七二年以降、「健康のため吸いすぎに注意しましょう」と表示され、一九九〇年以降は「あなたの健康を損なうおそれがありますので吸いすぎに注意しましょう」という注意表記に変わった。たばこ規制枠組み条約が発効した二〇〇五年より、具体的な病名を含む二種類の警告文をパッケージの主要な二面へそれぞれ三〇％以上の面積を使って表示することが義務づけられている。二〇二〇年四月には、警告文がパッケージの主な面の三〇％以上から、ＷＨＯが推奨する五〇％以上に引き上げられる予定である。

二〇〇四年三月には「製造たばこに係る広告を行う際の指針」が改正され、同年四月以降テレビ、ラジオ、インターネット、屋外での広告などを原則禁止とする措置が講じられた。二〇〇六年四月には禁煙治療への医療保険適用が始まり、診療報酬改定において、ニコチン依存症管理料が新設された。当管理料を算定する病院などの施設では、院内禁煙が義務づけられている。二〇〇八年、未成年者喫煙防止対策の一環として、成人識別ICカード・タスポならびに成人識別機能つき自動販売機が導入された。

それでも世界の状況と比較すると、日本は決して規制が進んでいるとはいえない。前述のようにオーストラリアやフランス、イギリスではプレーンパッケージが導入されているし、屋内の公共の施設では全面禁煙を実施している国も少なくない。アメリカのカリフォルニア州では、一九九三年に公共の建物の中、及び建物から半径一・五メートル以内での喫煙を禁止する法案が施行され、最近、その範囲が半径六メートルに拡大された。ニューヨーク州でも二〇〇三年以降、バーやクラブ、レストランでの禁煙が実施され、最近では州立公園、ビーチ、タイムズスクエアを含む歩行者区域もその範囲に含められるようになった。

二〇二〇年東京オリンピック・パラリンピックの開催を控え、WHOは日本に対して、分煙は効果がなく、受動喫煙を防ぐことはできないとし、公共の場所での全面禁煙の導入を要請してきた。全面禁煙の導入では、売り上げへの影響を懸念する飲食店もあるなかで、WH

〇の研究によれば、全面禁煙を導入したアメリカや南アフリカなどの国々では、レストランの売り上げ減少はなかったと主張し、再三日本に全面禁煙の導入を促してきた。

しかし、健康増進法の改正過程では、全面禁煙か分煙かをめぐって対立が見られた。厚労省案では小規模なバーなどを除き、飲食店は原則屋内禁煙を提案したが、自民党のたばこ議員連盟は「喫煙を愉しむこと」と「受動喫煙を受けたくないこと」はともに国民の権利だとして、飲食店は禁煙・分煙・喫煙から自由に選べ、表示を義務化する対案を示した。結局、二〇一八年七月に成立した改正健康増進法では、学校、病院、行政機関は建物内禁煙、それ以外の施設は、喫煙室以外は禁煙となり、全面禁煙と分煙を両立させる形となった。小規模な飲食店などは「喫煙可」と掲示すれば喫煙可能であり、抜け穴が多いとされている。

東京オリンピック・パラリンピックの開催地となる東京都では一歩進んだ規制を敷く「東京都受動喫煙防止条例」が二〇一九年六月に成立した。この条例では、保育園、幼稚園、小学校、中学校、高等学校などでは全面禁煙とし、屋外に喫煙場所を設置することも認められない。また多数の人が利用する公共の施設（従業員のいる飲食店を含む）では、原則屋内禁煙とし、飲食を認めない「喫煙専用室」でのみ喫煙可能としている。従業員のいない飲食店は、事業者が屋内禁煙か喫煙を選択できる。

世論レベルでも規制を支持する声は大きくなっている。東京都福祉保健局が二〇一六年に実施した「受動喫煙に関する都民の意識調査」によると、受動喫煙にあったとき、「迷惑に思った」人は全体の七八・七%にのぼり、受動喫煙防止対策を進めていく上で、法的な規制がある方が良いと答えた人は六六・一%で、規制を望まない人(二九・三%)の三倍以上であった。産経新聞社とFNN(フジニュースネットワーク)が二〇一七年に実施した合同世論調査では、二〇二〇年東京オリンピック・パラリンピックに向けた受動喫煙対策として、飲食店やホテルなどの建物内を全面的に禁煙とすることについて「賛成」が六九・七%にのぼり、「反対」の二七・七%を大きく上回った。

その一方で、主に事業主を中心に禁煙が売上高に及ぼす影響を懸念する声も根強い。二〇一八年六月にほぼ全店が全席禁煙(加熱式たばこも含む)を導入した「串カツ田中」は、平日のサラリーマン客が減少し、既存店売上高は二〇一九年三月以降、六月まで前年割れが続いた。前述の東京都受動喫煙防止条例の導入にあたっても、客足への影響を考え、全面禁煙を躊躇《ちゅうちょ》する事業主が多いという。

新興国・発展途上国での現状

新興国・発展途上国ではさらに規制が進んでいない。シンガポール、タイ、南アフリカ、ウルグアイ、ベネズエラなど一部の途上国では厳しいたばこ規制政策を敷いているが、それ以外の途上国では、たばこの経済的価値はいまだに重要であり、たばこの栽培をむしろ促進する傾向にある。たとえば中国では二〇〇五年度、国営たばこ専売会社は一・七兆本の紙巻たばこを生産し、三〇〇億米ドル相当の収益を生み出した。たばこの生産と税収による収益は政府収益全体の七・六％を占め、たばこ産業は雇用全体の〇・〇六％にあたる人を雇用している。このような状況ゆえに、健康保護や人権の観点から反たばこグループが組織化される余地もあまりない。

そのため、たばこ規制枠組み条約を締結してもあまり効果が見られないケースが目立つ。イギリスのBBCニュースによると、中国はたばこ規制枠組み条約の締約国であり、二〇〇八年の北京《ペキン》オリンピック・パラリンピックに先立ち、同年五月、北京のほとんどの公共の建物内で禁煙が導入されたが、都市によって規制にばらつきがあるという。またマスメディアや公共の施設、公共交通機関や屋外でのたばこの広告は禁じられているが、スポーツのスポンサーなどでは広告が許されている。パッケージには健康への警告が記されているが、色やデザインの使用は認められている。

ちなみに北朝鮮もたばこ規制枠組み条約の締約国である。北朝鮮は喫煙への規制がほとんどなく、成人男性の約五〇％が喫煙しているとされる。また中国と同じく、たばこは北朝鮮経済と大きなつながりがある。CBCニュースによると、たばこ規制枠組み条約の締約国となって以降、北朝鮮政府はたばこの作付け面積を減少させたり、平壌《ピョンヤン》に無料の禁煙相談所を設けたり、世界禁煙デーにポスターの掲揚をするなどして、国民の啓蒙に努めているという。また、たばこのパッケージには、小さな目立たない文字ではあるが、健康への警告が記載されるようになった。

最近では、最高指導者金正恩《キムジョンウン》も国営メディアが発表する写真のなかでたばこを携帯していないものが増え、二〇一八年三月には李雪主《リソルジュ》夫人が「夫に禁煙を促している」と述べたことからも、当国における喫煙に関する慣習が変わりつつあることは確かであろう。ただし、条約の履行状況はあくまで政府の自己申告に基づいており、条約の有効性をいかに高めていけるかが重い課題としてのしかかっている。

自由への脅威?

感染症も生活習慣病を含む非感染症疾患も、人類社会が闘うべき対象であることに変わりはない。ただし、その戦略や戦況は大きく異なる。そもそも非感染症疾患対策のための資金は感染症対策と比べてはるかに少ない。WHOの二〇一八～一九年度予算において、非感染症疾患対策予算は感染症対策の半分以下であり、前二年度よりも減少傾向にある（表4-1参照）。感染症と比べて、世界の関心度が相対的に小さいこと、非感染症疾患対策にお金を

表4－1　WHOのプログラム予算の比較

（100万米ドル）

カテゴリー	2016〜17年度 プログラム予算（承認済み）	2018〜19年度 プログラム予算（提案）	増減
1　感染症	783.5	805.4	21.9
2　非感染症疾患	376.0	351.4	−24.6
3　健康促進プログラム（リプロダクティブ・ヘルス、母子保健など）	381.7	384.3	2.6
4　ヘルスシステムの整備・強化（医薬品アクセス改善を含む）	594.5	589.5	−5.0
5　WHO緊急プログラム	485.1	554.2	69.1
6　WHOの組織強化	733.5	715.5	−18.0
基本プログラムの合計	3354.3	3400.3	46.0
ポリオなどの特別プログラム	986.1	1021.2	35.1
合計	4340.4	4421.5	81.1

出典：WHO, Programme Budget 2018-2019, p.5より作成

投じることに消極的な国が多いことがその背景にある。さらに、非感染症疾患対策はその取り組みの結果を数値化しにくいため、ワクチンと予防接種のための世界同盟（GAVI）やグローバル・ファンドなどのような、官民連携のパートナーシップも形成されにくく、対策に必要なお金が感染症対策と比して集まりにくいという特徴がある。

また、本章で見てきた通り、生活習慣病対策を進めることは、自由な社会において容易ではない。すでに見たように、生活習慣病対策においては、いくつかの危険因子を軽減するよう働きかけることが主な戦略となる。統制された社会であれば、皆が一つの価値観や目標のもとに集約され、「これは生活習慣病を引き起こしうるから作るな、売るな、食べるな、吸うな」で話は終わる。しかし、自由な経済活動と消費行動、ライフスタイルが謳

歌されるなかで、科学的な論拠を伴ってある特定の食品・嗜好品の健康への害悪が明らかとなれば、それを取り締まろうとするものと、それに抗おうとするものの対立が生じる。現に、JTIはそのホームページで、たばこ規制枠組み条約によるたばこへの規制が自由なライフスタイルへの過度な介入であり、お菓子やアルコールなどにも今後その規制が及ぶのではないかと懸念を表明している。

生活習慣病対策は本当に「自由への脅威」なのだろうか？　それとも人間の健康を守るための必要悪なのだろうか？　おそらくこの問いへの答えは人によって異なるのであろう。ただ、確認しておきたいことは、生活習慣病対策の目的が、我々の日常生活から自由を奪うことではなく、人間の健康を守ることにある点だ。自由な社会だから何をやっても許されるというものではない。特に受動喫煙と肺がんの因果関係が明らかになった現在、喫煙を愉しむ権利もさることながら、吸わない人を生活習慣病から守ることは、社会の責務である。自由を尊重しつつ、健康を守ることも模索されたが（企業の自主規制など）、結局効果はなく、やむを得ず、法的規制が導入された。達成可能な最高水準の健康の達成を目指すＷＨＯが、その取り組みを牽引することは当然の責務である。たばこ規制枠組み条約が世界保健総会で加盟国の全会一致によって採決された事実からは、法的規制が国際社会の総意であることを示している。

たばこへの規制がお菓子やアルコールにも広がるのではないかという懸念は、おそらく現実にはならないであろう。すでに見てきた通り、たばこ規制枠組み条約は史上唯一の、人間の健康を守るための拘束力ある条約である。たばこが人間の健康にとって百害あって一利なしの事実が研究によって明らかとなり、国家と国際機関、研究者と市民社会組織など多様なアクターが喫煙の被害から人間の健康を守るという一つの目標に向けて、一致団結した稀有《けう》な事例だからである。

他方、糖分や塩分、アルコールに関しては、適量であればむしろ人間の健康に有益であるため、法的規制に向けて圧力をかけうるような、ネットワークの出現はまだ見られていない。糖分やアルコール、塩分の過剰摂取が生活習慣病を引き起こしうること、それらの摂取をガイドラインに即して自制すれば予防可能であることを一人一人が認識し、自分の健康、家族の健康、人間社会の健康のために行動していくことが今、求められているのだろう。

第5章　「健康への権利」をめぐる闘い——アクセスと注目の格差

第1章（四九頁）で触れた通り、映画『第三の男』では、第二次世界大戦直後のオーストリアでペニシリンの闇取引が行われていた様子が描かれている。重要な点は、ペニシリンという画期的な薬が登場したにもかかわらず、それがすべての人に行き渡らなかったことである。健康であることが基本的人権の一部に位置づけられた現代においても、残念ながらこの問題は続いている。科学技術の発展で、新しい感染症についても、ワクチンや治療法が登場しているが、それがすべての人に行き渡っているわけではない。薬を入手できる人とそうでない人。自らの病に注目を浴びる人とそうでない人。その格差が広がっているのである。本章では、「健康への権利」を実現しようとする様々な取り組みに対して、発展途上国内部の問題、知的財産権を保護する国際枠組み、先進国の政府の政策と製薬会社の利害関係など、様々な障壁が立ちはだかる様子について見ていきたい。

1　医薬品アクセスをめぐる問題

基本的人権としての健康

「健康への権利」とは、到達しうる最高水準の身体的・精神的健康を享受する権利のことを指す。一九四六年のＷＨＯ憲章はその序文で、健康（health）を「身体的・精神的、社会的福利のことで、単に疾病又は病弱の存在しないことではない」と定義し、到達しうる最高水準の健康を達成することは、すべての人の基本的権利の一つであると位置づけた。ＷＨＯによると、「健康への権利（Right to Health）」には、医療・医薬品へのアクセスのほか、健康的な生活を可能にする幅広い要素、具体的には安全な飲み水や衛生インフラの存在、安全な食糧、健康に関する教育と情報の提供などが含まれる。

それ以降、人権の一部としての健康の位置づけは、国際社会のなかで定着していった。一九四八年の世界人権宣言には、その第二五条において、健康であることは、すべての人の権利であると記された。一九六六年に採択された経済的・社会的及び文化的権利に関する国際規約では、その第一二条で「規約の締約国は、すべての者が到達可能な最高水準の身体及び精神の健康を享受する権利を有することを認める」と記された。一九六〇年代以降、締結された各種人権条約でも「健康への権利」への言及が見られた。たとえば、一九七九年に採択された女子差別撤廃条約では、その第一二条において「保健の分野における女子に対する差別を撤廃するためのすべての適当な措置をとる」ことが締約国の義務として定められた。各国の憲法でも、「健康への権利」に言及されているものが少なくない。

必須医薬品へのアクセス

以上の通り、戦後の国際社会において、人権の一部としての健康の位置づけは定着してきたが、その実現に向けての具体的な枠組みは、ほとんど整備されていない。実際、「健康への権利」を実現しようとする道のりには、様々な障壁が立ちはだかっている。医薬品アクセスをめぐる問題はその最たる事例である。

薬のなかでも必須医薬品（essential medicine）へのアクセスは「健康への権利」を実現する上で不可欠である。必須医薬品とは、多くの人が健康を維持する上で不可欠な医薬品を指し、誰もがアクセスできる価格で提供されるべきものである。ここでいう「アクセス」とは、居住地から徒歩一時間圏内に利用可能かつ入手可能な薬に常にありつけることを指す。必要な時に適切な医薬品を使うことは生活の質を高め、罹病率と致死率を低下させるからだ。

一九七〇年代、発展途上国において、感染症などの疾患に対し安全で有効な医薬品を人々が入手できなかったことから、一九七七年、WHOのもとで最初の必須医薬品モデルリストが発表された。それ以来、リストは二年ごとに専門家委員会によって更新されている。二〇一九年に発表された最新のリストには、麻酔薬、各種ワクチン、鎮痛剤のイブプロフェン、抗生物質製剤のゲンタマイシン、痛風・高尿酸血症治療薬アロプリノール、高血圧治療薬のアムロジピンなどが含まれている。このほかC型肝炎に対する画期的新薬である経口直接作用型抗ウィルス薬（DAA）や抗がん薬、糖尿病のインシュリン、筋弛緩薬など約三〇〇の医薬品が含まれている。

必須医薬品リストは、優先的な健康問題に対し、有効性と安全性、費用対効果の高い医薬品を示したコアリストと、なんらかの理由で医療経済的な評価が低い補足リストから構成されている。二〇一三年の国連人権理事会での決議では、必須医薬品へのアクセスは「健康への権利」を実現する上で、不可欠な要素であることが確認された。

しかし、必須医薬品へのアクセスは、実際には決して容易ではない。世界の約三分の一の人口にあたる二〇億人――そのほとんどは中・低所得国に住んでいるのだが――には必須医薬品へのアクセスがないといわれている。一九七五年には世界の約半数の人々が必須医薬品にアクセスできない状態であったので、以前よりは改善されつつあるものの、医薬品アクセス問題を改善すれば年間約一〇〇〇万人の命を救うことができるとされる。

政府による規制の不備

それでは医薬品アクセスを阻むものとは何だろうか? 第一は、国家が適切にその義務を果たしていないことがあげられる。一九六六年に採択された経済的・社会的及び文化的権利に関する国際規約では、締約国が「健康への権利」を達成するために、適切な義務を果たすことが定められたが、実を結んでいない。

必須医薬品へのアクセスを確保するためには、政府による医薬品の規制が必要である。たとえば日本では、保険医療に使用できる医薬品の品目とその価格は厚生労働大臣が定めている(薬価基準)。薬価基準で定められた価格は、医療機関や薬局に対する実際の販売価格(市場実勢価格)を調査し、定められる。また、市場実勢価格を適時に薬価に反映して国民負担を抑制するため、定期的に薬価改定も行われている。新しく開発され、発売される新薬の価格は、多くの場合、すでに使用されている似た効き目の医薬品の価格と比較して決められる。このようにして日本では、医薬品の価格が高騰することがないように、規制されているのである。医薬品の価格だけでなく、医薬品、医療機器などの開発、製造、輸入、販売及びその適正使用に関しても、薬事関連法規のもと規制されている。

今までになかった高額医薬品も登場しているが、日本では比較的アクセスしやすい。たとえば、白血病治療薬キムリアは二〇一九年五月に公的医療保険の適用が始まったが、公定価格（薬価）は過去最高の三三四九万円となり、一回あたりで過去最高となった。二〇一八年ノーベル生理学・医学賞を受賞した本庶佑《ほんじょたすく》京都大学特別教授らの発見が開発につながったがん治療薬オプジーボも、だいぶ価格が引き下げられてきたとはいえ、二〇一九年七月時点で、二四〇ミリグラムの点滴静注一瓶が四〇万円以上する。それでも日本では、高額医療費支給制度のもと、所得水準に応じて自己負担限度額が定められているので、多くの人が最小限の負担で使用することが可能となる。

しかしWHOの推定によると、世界の約三割の国で医薬品規制が存在しないか、ほとんど機能していないという。インドネシアでは、医薬品市場の七〇%を上位数社が占める状態にある。経済情報サイトSankeiBizの記事によると、寡占市場での不透明な競争が、医師と医薬品会社の癒着を招いており、医師が医薬品会社から世話料を受け取って高価な薬を処方する慣習が続いてきたという。

インドでは、一九七九年に導入された医薬品価格統制令（Drugs Price Control Order：DP

CO）のもと、特定の医薬品の小売価格の上限価格が設定されてきた。しかしすべての医薬品が対象となっているわけではなく、対象外の医薬品は高価なものもあり、依然として国民の大半にとって医薬品の購入は大きな経済的負担であり続けているという。経済学者の上池《かみいけ》あつ子によれば、インドではこのほか、処方箋《しょほうせん》が必要のない非処方箋医薬品（OTC医薬品）に対する規制が整備されていないために、消費者に深刻な健康被害をもたらす可能性もあるという。

マレーシアでは、消費される医療用医薬品のうち、金額ベースで四五％を占める政府調達においては、調達機関との価格交渉や入札制度による競争により、価格が低く抑えられている。一方、五五％を占める民間の医療機関で調達される医薬品及び薬局で販売されている医薬品の価格については、原則としてメーカーが自由に価格を設定できるため、価格は高い。二〇一八年一一月、ようやくマレーシアの保健相は医薬品の価格に上限を設定する方針を明らかにした。フィリピン保健省も二〇一九年秋、特許医薬品の小売価格の上限を定める施行細則を出すと発表した。

政府による規制の不備は、薬の価格のみならず、その品質にも悪影響をもたらしている。アフリカでは医薬品規制が適切に機能しておらず、質の悪い薬が出回っている。たとえばルワンダでは医薬品の規制や薬の品質をコントロールする部署が存在せず、市場で売られている医薬品の多くは品質に問題があるという。

このような状況は改善される必要があるが、発展途上国ではそもそも、保健関連予算が圧倒的に不足しており、アクセス改善に投じられる資金も少ない。図5-1はGDPに占める保健関連予算の推移を示したものであるが、先進国と中所得国では支出が増えている一方、貧しい低所得国では支出が伸びていないことがわかる。貧しい国ほど、公的な予算で医薬品アクセスが改善されるべきなのに、その予算が十分には確保されていないのである。

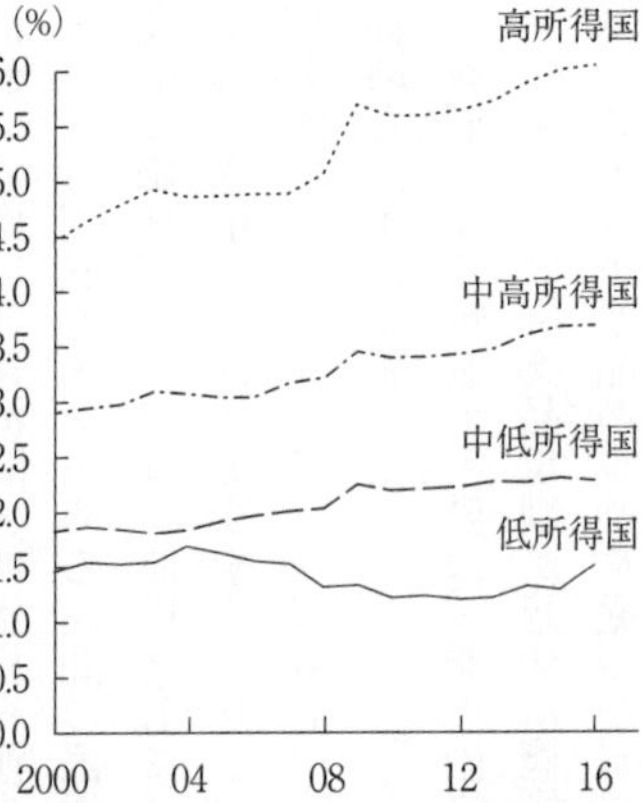

図5-1　GDPに占める保健関連予算の割合の推移

出典：WHO, *PUBLIC SPENDING ON HEALTH: A CLOSER LOOK AT GLOBAL TRENDS*, 2018, p.15より作成

さらに、医療保険制度の有無も関係している。医療保険制度が整っている先進国では、二〇一六年時点で、保健関連支出の平均六割以上が公的な財源でまかなわれている。一方、途上国ではその約五〇%が個人の負担となっている。日本では医療保険制度のもと、患者が負担するのは医療費の最大三割である。他方、多くの途上国では、医療保険制度が整備されておらず、患者の負担割合は五〇%を優に超える。

市場メカニズム

医薬品へのアクセスを阻む第二の要因は、医薬品の流通や価格が市場メカニズムに依拠していることである。アメリカの法学者オードリー・チャップマンによれば、結局、医薬品の開発は、どれだけ必要とされているか、よりも、いかに多くの利益を生み出すか、に依拠しているという。そのため、先進国で売れる医薬品が増えていくこととなる。二〇一七年の統計では、アメリカは世界の医薬品売り上げの三三％を占め、西ヨーロッパの一五ヶ国がそれに続いている（二二％）。アメリカとヨーロッパだけで、市場全体の五五％を占めていることになる。

医薬品の研究開発に投資される資金の一〇％しか、途上国向けの医薬品には投資されていないという偏りもある。チャップマンによれば、一九七五〜九九年の間に一五五六の新しい医薬品が開発されたが、そのうち、途上国における「顧みられない熱帯病」に向けられたものは四六、二〇〇〇〜〇九年にかけては、顧みられない熱帯病向けのワクチンや医薬品で、市場に売り出されたものはたったの二六であったという。先進国向けに売れる薬が増え、本当に必要とされる薬が後れをとっている現状を示している。

トリップス協定による特許保護

医薬品アクセスを阻む第三の要因は、知的財産権保護の枠組みである。知的財産権保護とは、知的創造活動によって生み出されたものを、創作した人の財産として保護するための制度である。特許権、意匠権、著作権、商標権その他の知的財産に関する権利がこの制度で保護されている。特許は、他者が特許をとった発明を利用したり、売ったり、作ったりすることを排除する権利であり、その製品の価格を発明者は自由に設定することができる。

歴史的に、知的財産権保護の枠組みは、国ベースで発展してきて、その強さや内容には格差があった。そのため国際市場において、偽物、海賊版などが出回り、国際貿易に大きな被害を及ぼしていた。経済のグローバル化が進み、国境を越えた企業活動が活発化するにつれて、知的財産権の保護に関しても、国際的に共通のルール作りが求められた。こうして一九九四年世界貿易機関（WTO）の設立協定とともに、自由貿易体制の一環として、知的財産権の保護枠組みが採択された。WTO設立協定とともに、附属書として採択され、一九九五年に発効したのがトリップス協定（Agreement on Trade-Related Aspects of Intellectual Property Rights：TRIPS協定）である。

トリップス協定は、WTO加盟国に対し、医薬品の特許を二〇年間保護することを求めており、その間、特許を有する製薬会社はその製品に対して、排他的な権利を有することとなる。協定の下では、医薬品の物質そのものだけではなく、製造方法も特許の対象とすることが義務づけられた。トリップス協定が成立する前は、「健康への権利」を守る目的で、多くの途上国が医薬品を特許から除外していた。たとえばインドでは医薬品を開発する過程に関しては特許を認めていたが、医薬品そのものには特許を認めていなかった。しかし、多くの途上国が、先進国にとって魅力的な投資先になりたい、先進国からの技術導入で工業化による経済成長を図りたいという希望のもと、WTOに加盟し、トリップス協定を受け入れることとなった。

新薬の特許が切れた後に販売される、新薬と同じ有効成分・品質・効き目・安全性が同等である医薬品をジェネリック薬と呼ぶ。新薬に比べ開発費が抑えられるために、低価格であり、医薬品アクセス改善にあたって大きな役割を担っている。WHOによれば、ジェネリック薬は先発薬の九割以上価格が下がる場合もある。二〇一七年の統計では、新薬を用いた治療費は、ジェネリック薬を用いた治療費の一八・六倍であるとされている。しかし、トリップス協定のもと、特許をとった新薬（先発医薬品）は高価となり、ジェネリック薬の製造は制限されることとなる。

特許は、製薬会社が新しい、独創的な医薬品開発を行う上で重要なインセンティブとなる。特許が認められるからこそ、効果的な新薬が開発される。さらに、特許庁の官僚としてトリップス協定交渉にたずさわった高倉成男によれば、知的財産権が国際的に保護されることで、投資・技術移転を促進し、長期的には途上国の経済発展にも寄与することが期待できるとされる。他方で、特許を保護する制度のもと、ジェネリック薬の製造は阻まれ、医薬品アクセスへの障害となっている。

トリップス協定の柔軟性

トリップス協定のもとで、先進国の製薬会社が製造する新薬の価格は高くなるため、医薬品を輸入に頼る途上国は圧倒的に不利になることが予測された。そのため、特許保護から途上国を守る様々な措置が設けられた。加盟国はそれぞれ独自の法体系のなかで、トリップス協定を適切に遂行するための方法を定めることを謳い、途上国に対しては、協定の実行の期限を遅らせる権利も認めた。さらに、国家の緊急事態や公共の利益のためなど一定の要件を満たした場合には、特許権者の事前の承諾を得ることなく、当該特許技術を使う権利も認められた（強制実施権）。このように、トリップス協定のもとで、途上国国民の「健康の権利」を守るために、協定を柔軟に運用する裁量を認められたのである。これを「トリップス協定の柔軟性」と呼ぶ。

二〇〇一年ドーハで新しい貿易交渉が行われた際にも、トリップス協定の柔軟性が再確認された。すなわち、トリップス協定は加盟国が公衆の健康を保護するための措置をとることを妨げないし、医薬品へのアクセスを促進するような方法でトリップス協定が解釈及び実施されるべきこと、トリップス協定の柔軟性には、強制実施権が含まれることも確認された。

先進国の圧力と途上国の対抗措置

しかし実際には、ドーハ宣言を経てもトリップス協定の柔軟性を利用する件数は必ずしも増えなかった。多くの途上国が、強制実施権の利用阻止など、より強力な知的財産権保護を含む自由貿易協定を締結してきたことや、途上国に強制実施権を実行する法的な能力がないこともその背景にある。国際政治学者の古城佳子《こじょうよしこ》によれば、そもそも医薬品製造能力がない国は、輸入に頼らざるをえず、強制実施権の行使が明確化された以上、医薬品特許を認めること自体は医薬品アクセスを妨げることにはならないとして、トリップス協定を真面目に履行するケースもあるという。

さらに、強制実施権を発動してジェネリック薬を作ろうとする途上国の試みに対しては、先進国から様々な圧力がかけられてきた。二〇〇六年タイは、アメリカの大手製薬会社メルクの抗HIV薬ストックリンに関し、強制実施権を発動し、国内でジェネリック薬の製造を行った上、インドからジェネリック薬を輸入する措置を講じた。ザンビアやインドネシアも同様の措置を講じたことがあったが、タイは二〇一一年まで約五年間それを行うとし、過去最長の措置を講じた。アメリカの製薬業界団体である研究製薬工業協会の会長はタイ政府を非難した。

インドもたびたび強制実施権を行使してきた。二〇一二年にはインドの製薬会社ナトコに、ドイツの製薬会社バイエルの抗悪性腫瘍剤ネクサバールを先発薬の一〇分の一の価格で販売することを認めた。これに対し、アメリカの通商代表はインドを二年連続、知的財産権に対する対外制裁に関する条項であるスペシャル三〇一条の優先監視国リストに載せることで対抗した。

先進国からのトリップス協定を厳格に守れという圧力に対し、国内法で特許の基準を厳格化することで対応するケースもある。インドは二〇〇五年のインド新特許法で、既知の物質の新たな用法に関しては発明ではないとして、特許の対象から外した。この新法を根拠に二〇一三年、インドの最高裁はノバルティスファーマが抗がん薬グリベックの特許を得ようとする試みを、当薬が特許に必要な目新しさ、斬新《ざんしん》さを満たしていないという理由で退けた。グリベックは白血病や胃がん、他の腫瘍を治癒することができるもので、アメリカや中国、ロシアなど約四〇の国で特許を有していた。インドはこの例に倣わず、より厳格化した基準を設け、知的財産権の保護に公衆衛生上の利益を優先させたのだった。インド現地の製薬会社で製造されたジェネリック薬は、グリベックの一〇分の一の価格で販売された。ロイター通信の記事によれば、二〇一二年にはインドで、ファイザーの抗悪性腫瘍剤・キナーゼ阻害剤のスーテントとラ・ロシュのC型肝炎治療薬ペガシスも同様の理由で特許を取り消されたという。

パテントプールの創設

知的財産権を保護する枠組みが悪いのではない。すでに述べた通り、知的財産権保護の枠組みは、新しい感染症が増加するなかで、新しい治療法への開発意欲を高め、公衆衛生の発展に寄与するものである。重要なのは、知的財産権を保護する取り組みと、人々の健康を守る取り組みのバランスが図られねばならないということである。そのために、様々なアクターがアクセス向上に向けた取り組みを行っている。

第一の方法は、発明者と交渉し、特許に関する交渉を行う組織を作ることである。メディスンズ・パテントプール（Medicines patent pool：MPP）と呼ばれる組織がその代表格であろう。MPPは二〇一〇年にユニットエイド（第3章参照）が設立したパテントプール（特許を集める）の組織である。MPPの仕組みは次の通りである。MPPが対象医薬品の特許を持つ先発医薬品メーカーから、対象医薬品のジェネリック薬を製造し、途上国で販売することを許可するライセンス契約を結ぶ。MPPはそのライセンスを途上国のジェネリック医薬品メーカーにサブライセンスすることで、安価なジェネリック医薬品の製造が可能となる。MPPはエイズ、結核、C型肝炎の治療薬に関し、ライセンス契約を結び、二〇以上のジェネリック薬の製造を可能としてきた。最近では二〇一三年にMPPは、ラ・ロシュとサイトメガロウイルス感染症の治療に使われる抗ウイルス剤バルガンシクロビルへのアクセス拡大に関する協定を結んだ。この協定により、一三八の途上国でバルガンシクロビルの価格の九割削減が実現したという。

C型肝炎の治療薬へのアクセス拡大

MPPはC型肝炎の治療においても大きな役割を果たした。二〇一六年時点でC型肝炎の患者は世界に約八〇〇〇万人いるとされ、毎年治療を受けられずに約七〇万人が亡くなっているとされる。二〇一三〜一四年にかけてC型肝炎の画期的新薬といわれる経口直接作用型抗ウイルス薬（DAA）が登場した。DAAはそれ以前の薬よりもずいぶん抑えられた副作用で、九五％以上の治癒率で、八〜一二週以内に完治することができるという画期的な薬である。しかし発売当初、とても高価であった。DAAの一つであるギリアド・サイエンシズのソホスブビルが二〇一三年アメリカで発売が開始されたが、当初一錠が一〇〇〇ドル以上で、一二週間の治療を通じて一人あたり八万四〇〇〇ドルのコストがかかっていた。

MPPは主な製造元二社とそれぞれDAAに関する協定を結んだ。これによってエジプトやモロッコをはじめとする一一二ヶ国でDAAのジェネリック薬が販売され、治療にかかるコストは大幅に減少した。

二〇一九年一〇月に岡山で開催されたG20保健大臣会合では、MPPによる医薬品アクセス拡大の動きを支持するとの声明が出されるなど、評価も定着し、国際的な知名度も高まっている。

国境なき医師団などの活動

市民社会組織も、医薬品アクセス拡大に向けて大きな役割を果たしている。九〇年代半ば、先進国では抗HIV薬ARVの登場により、急速にエイズの死者数は減少していったが、途上国ではARVの価格が高く、患者にとって手に届くものではなかった。エイズ患者が最も多い国の一つである南アフリカでは、タボ・ムベキ政権下（一九九九～二〇〇八年）でARVへのアクセス拡大のための適切な措置がとられなかった。一九九八年、非政府人権団体である南アフリカのトリートメント・アクション・キャンペーンは抗議活動や法的措置を通じて、ARVへのアクセス拡大に向けたキャンペーンを展開、政府に様々な働きかけを行った。

活動の甲斐あって、二〇〇二年、南アフリカの憲法裁判所は南アフリカ政府が公共の医療施設において、ARVを入手可能とするよう命じる判決を下した。

国境なき医師団も一九九九年、医薬品アクセス拡大に向けたキャンペーンを展開した。国境なき医師団は製薬会社に対して政治的な圧力をかけ、結果、ARVの価格を下げることに成功した。以降、国境なき医師団は対象を結核やアフリカ睡眠病、マラリアなどに広げ、活動を続けてきた。

国境なき医師団は最近では、ファイザーとグラクソ・スミスクライン（GSK）に対し、途上国の子供の肺炎のワクチンの価格を一人あたり五ドルにまで下げるよう働きかけを行っている。肺炎は世界的に子供の主要な死因であり、毎年約一〇〇万人の子供が肺炎で亡くなっているとされる。肺炎にはワクチンがあるが、ファイザーとGSKの二社だけがワクチンを製造しており、高値であるため、世界の約三分の一の国は導入することができていない。二〇一四年以降、国境なき医師団はワクチンの価格を下げるためのキャンペーンを展開、キャンペーンには一七〇ヶ国から四〇万人以上が署名した。二〇一六年、効果があってか二社は国境なき医師団のような人道的組織に対して、ワクチンの価格を子供一人あたり九ドルにまで下げると発表した。それでもなお、国境なき医師団は二社に対してすべての途上国の子供たちに対し、一人あたり五ドルに価格を下げるように要請し続けている。

製薬会社の意識も変わりつつある。国際社会のなかで、「健康への権利」の確保に向けて主要な責任を負うのは国家であるが、製薬会社の責任も問われている。二〇〇八年に国連が出したガイドラインは、医薬品アクセスに関し、国が主要な責務を負うものの、製薬会社にもある種の社会的責務があると述べている。実際、製薬会社は自社の収益のみならず、人々の「健康への権利」を確保する上で重要なアクターであるとの意識を確実に高めている。

2　顧みられない熱帯病

注目の格差

「健康への権利」を確保する上で大きな問題が、注目の格差である。前章で述べた通り、近年、保健問題は安全保障の課題として、さらに経済への影響ゆえに、注目を集め、多くのアクターが関与するようになり、資金枠組みが形成されてきた。しかし、数ある保健課題に一様に関心が注がれているわけではない。高まる関心や資金投入の多くは、先進国の経済や安全保障に関わる病（エイズやマラリアなど）に注がれ、関心が注がれる課題とそうでない課題の格差が広がっている。

たとえばグローバルな資金の内訳で見ても、その多くがエイズ、マラリア対策に注がれている。途上国にとって大きな負担となっているにもかかわらず、それに見合った国際的注目を集めていない課題がある。「顧みられない熱帯病」と呼ばれるものである。顧みられない熱帯病にはトラコーマや狂犬病、デング熱など、一八の疾患が含まれる(表5-1参照)。二〇一八年のWHOの統計によると、七四ヶ国以上の一〇億人を超える人が顧みられない熱帯病の主要な五つの病気(リンパ系フィラリア症、オンコセルカ症、住血吸虫症《じゅうけつきゅうちゅうしょう》、土壌伝播寄生虫症、トラコーマ)の少なくとも一つを患い、その治療を受けているという。

表5-1　顧みられない熱帯病

ブルーリ潰瘍
シャーガス病
嚢(のう)中症
デング熱
ギニア虫感染症(メジナ虫症)
エキノコックス症(包虫症)
食物媒介吸虫類感染症
ヒト・アフリカ・トリパノソーマ症(アフリカ睡眠病)
リーシュマニア症
ハンセン病
リンパ系フィラリア症(象皮病)
マイセトーマ
オンコセルカ症(河川盲目症)
狂犬病
住血吸虫症
トラコーマ
風土病性トレポネーマ症
土壌伝播寄生虫症

出典:アメリカ疾病予防管理センター(CDC)ウェブサイトより作成

顧みられない熱帯病のなかでも最もよく見られるのは土壌伝播性蠕虫《ぜんちゅう》感染症である。ヒトが虫卵や幼虫がいる土に触れると感染しやすく、下水設備が十分に整備されておらず、必須医薬品が手に入らない状況下で感染しやすいとされる。

失明をもたらすものもある。オンコセルカ症は、回旋糸状虫による感染症で、これによって、かゆみ、発疹、ときに瘢痕《はんこん》が生じ、失明につながる眼の症状が引き起こされることがある。一方、トラコーマは、クラミジア・トラコマチスという細菌によって引き起こされる長期にわたる結膜の炎症である。通常、気温が高く、乾燥した、発展途上国の三歳から六歳までの子供たちの眼で感染が見られる。トラコーマは、世界的に見て、予防可能な失明の原因の第一位を占める。トラコーマの患者は近年大幅に減少しており、根絶された国もあるが、それでも負担は大きい。二〇一五年のノーベル生理学・医学賞を受賞した大村智《さとし》北里大学特別栄誉教授は寄生虫病オンコセルカ症の特効薬を開発し、多くの人を救ったことが受賞理由であった。

戦前の日本で問題となったハンセン病も今や顧みられない熱帯病の一つである。アメリカの医学者であるピーター・ホッテズによれば、複数の抗マイコバクテリア薬を組み合わせて投与する多剤併用療法が広く普及した結果、ハンセン病の患者数は減少したものの、インドやブラジルなど一部の途上国ではいまだによく見られる状態であるという。

顧みられない熱帯病による死亡者の数は年間約五三万人と推定される。エイズやマラリアによる年間の死者数に比べると少ないため、相対的に注目を浴びにくくなる。そのようなこともあって、実際、死亡率が高い三大疾患に比較してグローバル・ヘルスの脅威としての認

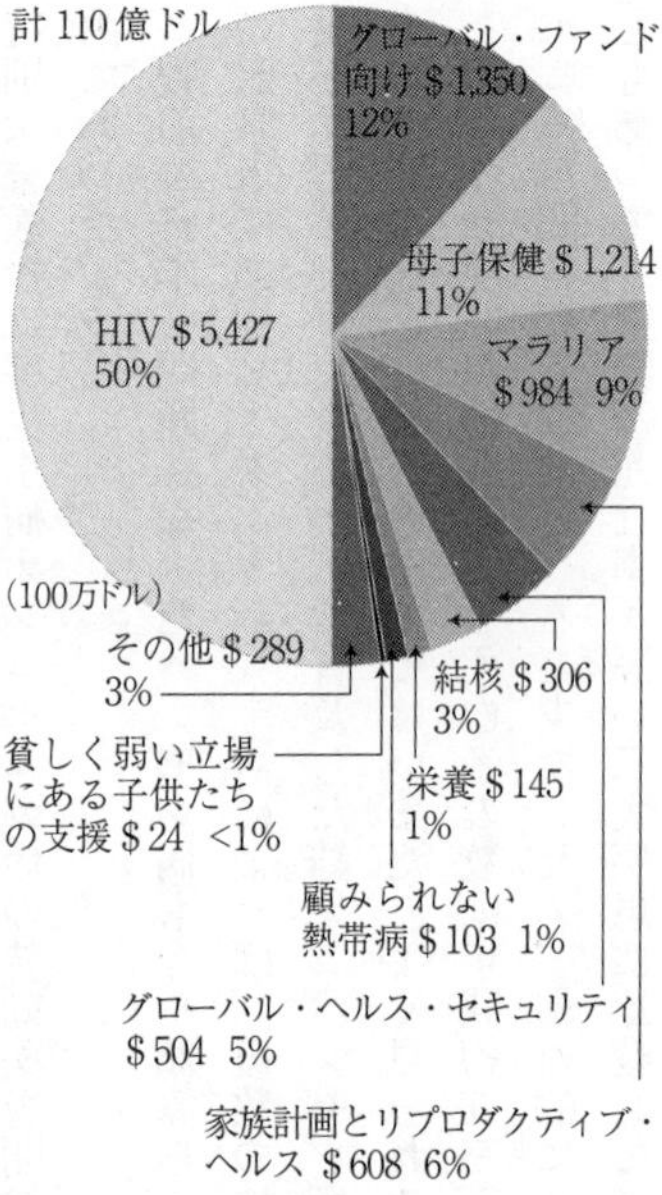

図5-2 アメリカのグローバル・ヘルス資金の内訳（2019年）

注：四捨五入により、合計は100%にならない

出典：Kaiser Family Foundation, 'Breaking Down the U.S. Global Health Budget by Program Area', 31 May, 2019より作成

識が不十分であり、顧みられない熱帯病の根絶に向けた活動に対しては十分な資金が投じられているとはいい難い。

たとえば、ゲイツ財団の二〇一七年度のグローバル・ヘルスへの投資内訳を見ると、エイズ、マラリア、結核という三大感染症への投資が全体の四三%を占めているのに対して、顧みられない熱帯病への投資は一〇%にすぎない。アメリカの二〇一九年度グローバル・ヘルス資金の内訳を見ても（図5-2）、エイズに五〇%が投じられているのに対して、顧みられない熱帯病には一%しか投じられていない。世界全体で見ても、G7/8諸国による三大疾患（エイズ、マラリア、結核）への寄付額は数十億ドルにのぼるが、顧みられない熱帯病対策に充てられる額は数千万ドルにとどまっている。二〇〇〇～一一年の間に八五〇の新しい治療薬が登場したが、顧みられない熱帯病に向けられたものはそのうちの四％にすぎなかったとされる。数ある保健課題のなかで、注目の格差が生じているのである。

貧困と深い関係にある病

疾病と慢性的貧困の相関関係は、専門家の間ですでに指摘されてきたが、とりわけ顧みられない熱帯病は貧困と深い関係にある。顧みられない熱帯病は最貧困層の人々が貧困から抜け出せない原因にもなっており、経済的発展の停滞を招いている。

ピーター・ホッテズによれば、顧みられない熱帯病は貧困国のなかでも僻地《へきち》の貧しい農業地域に多く見られるため、エイズやマラリアとは異なり、顧みられず、適切な対策が実施されないことが多いという。さらに顧みられない熱帯病は貧困地域で起きるだけではなく、貧困を助長する存在でもある。顧みられない熱帯病は慢性的な疾患であり、心身を蝕み、健康的な生活を奪ってしまう。外見の変化を伴うこともある。トラコーマは失明を引き起こすし、ハンセン病、メジナ虫症に罹患すると、手足を動かしにくくなり、手足が大きく変形したり、就労できなくなったりする。リンパ系フィラリア症は足がひどく腫れる。アフガニスタンや

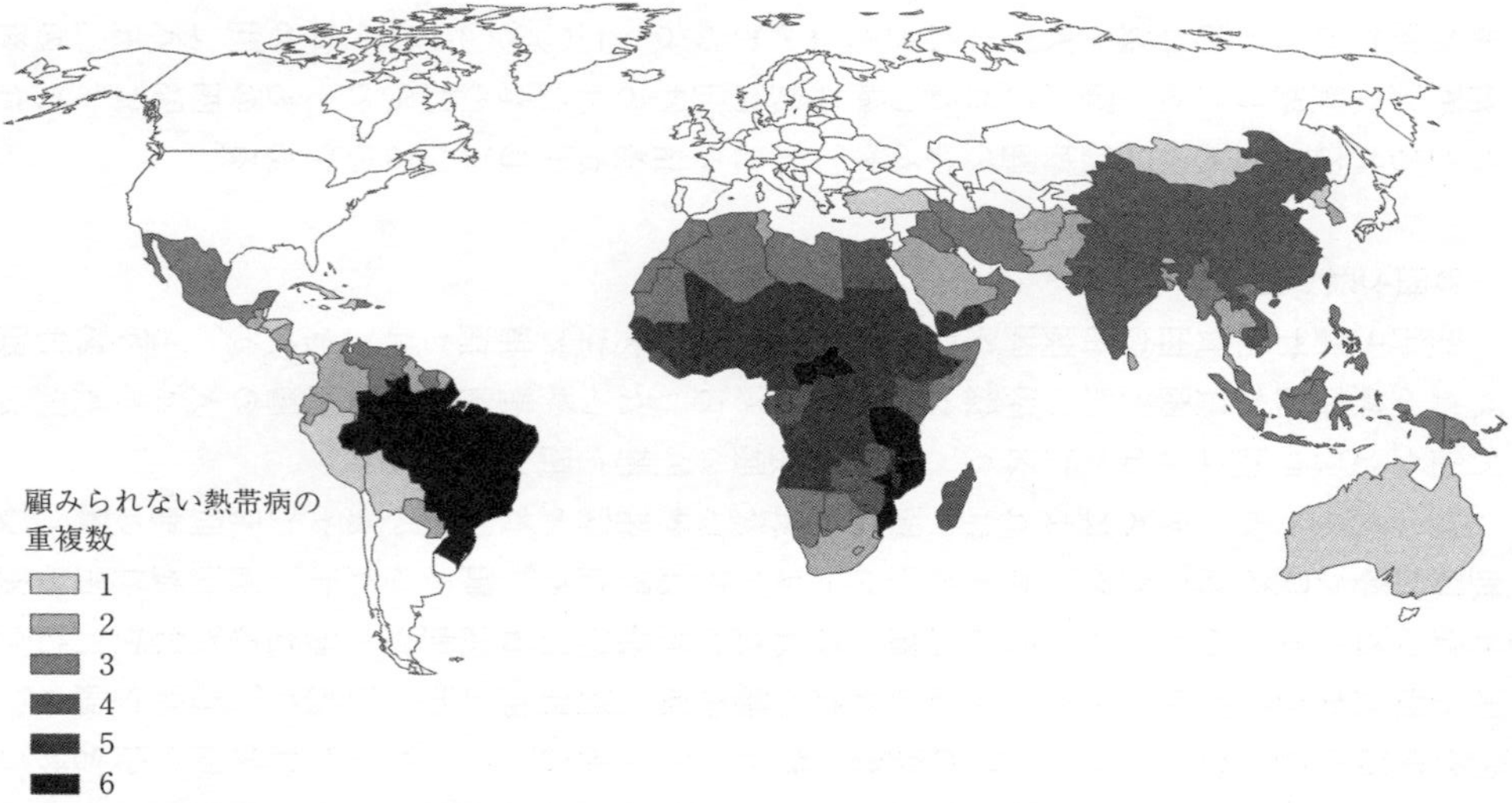

図５-３　顧みられない熱帯病の重複分布
出典：Ghana Business News, 'Investments in Neglected Tropical Diseases key to development', 10 July, 2015より作成

インドでは皮膚リーシュマニア症の潰瘍《かいよう》や傷痕《しょうこん》があると、差別にあうことも少なくない。また、顧みられない熱帯病がある地域で複数発生し、あるいはエイズやマラリアの症状を悪化させたり、それらの病気に感染しやすくするなど、相互に深い関係にあるとされる。図5-3は、顧みられない熱帯病の重複分布を示すものであるが、サブサハラ・アフリカでは五つあるいは六つの顧みられない熱帯病が同時流行しているところもある。

高まる関心

顧みられない熱帯病が途上国で猛威を振るう状況を改善しようという動きは、顧みられない熱帯病への関心とともに確実に高まっている。二〇〇八年のG8洞爺湖《とうやこ》サミット首脳宣言では、顧みられない熱帯病への関与をさらに進めること、その一環として、途上国の保健システムの整備や貧困の緩和に取り組むことが明記され、顧みられない熱帯病対策の大きな転換点となった。二〇一二年にはWHOのもとで、顧みられない熱帯病対策のロードマップが作成され、それぞれの病気に関する根絶期限など、二〇二〇年までの具体的な目標が記された。二〇一五年までにギニア虫病を根絶すること、風土病性トレポネーマ症を二〇二〇年までに根絶すること、トラコーマなど四つの顧みられない熱帯病を二〇二〇年までに根絶することなどが目標に据えられた。二〇一五年に定められた持続可能な開発目標（SDGs）で

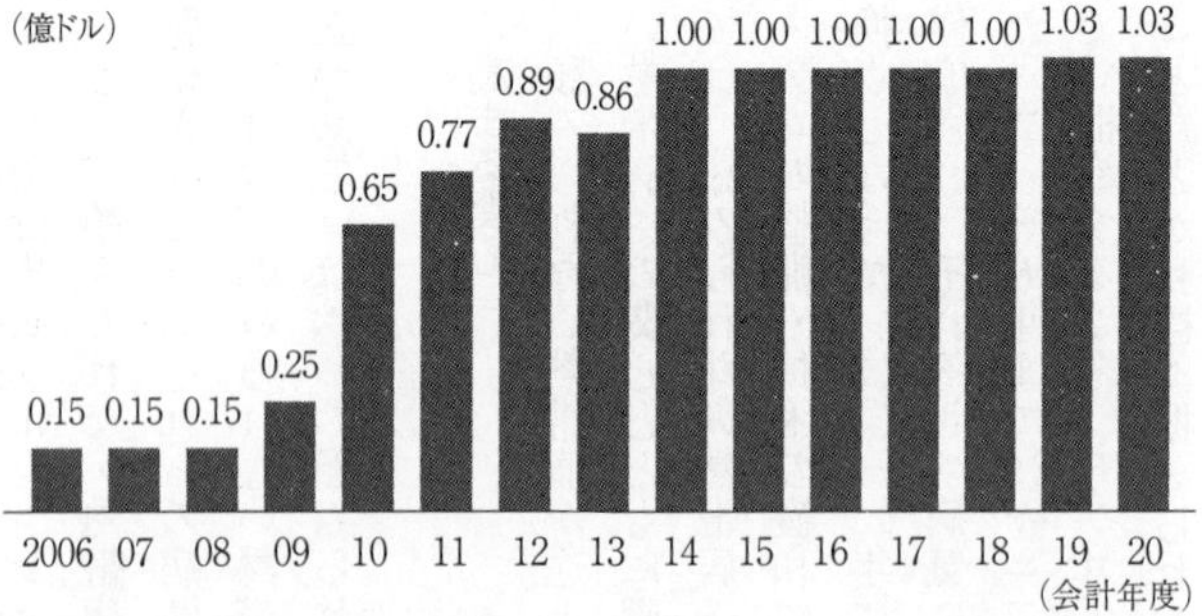

図5－4　顧みられない熱帯病にあてられるアメリカの予算の推移

注：年は会計年度

出典：Kaiser Family Foundation, 'The U.S. Government and Global Neglected Tropical Disease Efforts', 31 July, 2019より作成

も二〇三〇年までに顧みられない熱帯病を終わらせるという目標がゴール3に含められた。二〇〇〇年に設定されたミレニアム開発目標（MDGs）には顧みられない熱帯病は含められていなかったので、この一〇年の間に顧みられない熱帯病への国際的な関心が高まってきたことの証《あかし》ともいえる。

先進国の関与も高まっている。アメリカ政府は二〇〇六年以降、アメリカ国際開発庁（USAID）を通じた海外援助において、顧みられない熱帯病対策を含めるようになった。当初は五つの国を対象としていたが、その後、サブサハラ・アフリカと東南アジアの国を中心とする二五ヶ国に対象を拡大してきた。図5－4が示す通り、二〇一九会計年度まで、顧みられない熱帯病に充てられるアメリカの予算は増加の一途を辿《たど》ってきた。その傾向は、トランプ大統領のもとでも続いている。

パートナーシップの活躍

多くの活動は官民パートナーシップによって支えられている。顧みられない熱帯病対策としては、公衆衛生インフラの整備に加え、集団薬剤投与というプログラムが実施されている。集団薬剤投与では複数の顧みられない熱帯病を治療あるいは予防する四つの薬を組み合わせたものが用いられ（速効インパクトパッケージ）、アメリカ政府もプログラムのなかで集団薬剤投与の提供を行ってきた。そしてこのプログラムで使用される多くの集団薬剤投与が製薬会社からの寄付である。カイザー・ファミリー財団の資料によれば、二〇〇六年度、アメリカの顧みられない熱帯病対策プログラムで寄付された医薬品の総額は一九〇億ドルにのぼったという。

顧みられない熱帯病用の治療薬の開発には経済的な利益が見込めないにもかかわらず、人道的な配慮に基づく製薬会社の行動が増えてきていることがわかる。ノバルティスファーマはノバルティス熱帯病研究所という開発施設を有しており、顧みられない疾患に焦点を当て、生物医学的な応用研究に取り組んでいる。ファイザーも一九九八年以降、国際的なトラコーマ対策に治療薬ジスロマックを寄付してきた。このような取り組みは、企業の社会的責任や倫理性を明確にし、また、途上国への販路や途上国の研究者とのつながりを確保することにもつながっている。

DNDiの取り組み

顧みられない熱帯病対策のための官民パートナーシップはいろいろと登場しているが、DNDi（Drugs for Neglected Diseases initiative）という、顧みられない熱帯病のための新薬の研究開発パートナーシップを紹介しておく。DNDiは二〇〇三年に、国境なき医師団などによって設立され、以来、研究開発によってアフリカ睡眠病に対する初めての経口薬フェキシニダゾール（二〇一八年）、内臓リーシュマニア症に対する新しい治療法（二〇一〇年）などを含む八つの治療法・治療薬が開発された。

日本の製薬会社エーザイはシャーガス病について、DNDiとのパートナーシップのもと新薬の開発に取り組んでいる。武田薬品も二〇一八年、DNDiと内臓リーシュマニア症の治療薬開発に向け、前臨床試験及び臨床第一相試験に協働して取り組む旨の契約を締結した。この両試験は、開発途上国で必要とされる医薬品やワクチンなどの研究開発を促進する国際的な官民パートナーシップであるグローバル・ヘルス技術振興基金の助成を受けている。財団、製薬会社と国際機関、国家の連携が、顧みられない熱帯病との闘いにおいても、大きな役割を果たしているのである。

「健康への権利」の実現に向けて

「健康への権利」は基本的人権として、ある程度地位を確立してきたが、すべての国でそれが実現されているわけではない。本章で見てきた通り、権利の実現には、国際社会の様々な歪《ひず》みが障害となっている。他方、その歪みを埋め合わせるような動きも確実に高まっている。

二〇一五年に定められた持続可能な開発目標（SDGs）には一七の目標と、それぞれの目標に関して、合計一六九のターゲットが設けられた。そのなかのゴール3には「あらゆる年齢のすべての人々の健康的な生活を確保し、福祉を推進する」が定められ、ゴール3のなかのターゲットの2には、エイズやマラリアとともに、顧みられない熱帯病を根絶することが定められた。またターゲットの8には、すべての人々に対する財政保障、質の高い基礎的なヘルスケア・サービスへのアクセス、及び安全で効果的、かつ質が高く安価な必須医薬品とワクチンのアクセス提供を含む、ユニバーサル・ヘルス・カバレッジを達成することが定められた。

このことは、健康の格差の縮小と、「健康への権利」の実現に向けて、国際社会の関心が高まっていることを示している。もちろん、目標を定めることと、実現することは別であるが、目標に向けて、多様なアクターの行動を結束させる動きは着実に進展している。利益重視と批判されてきた製薬会社は顧みられない熱帯病への対策に積極的に乗り出している。知的財産保護をめぐる先進国と途上国の対立では、ほとんどの事例で先進国側が国際的な非難を浴び、途上国の立場が擁護されている。人類と病との闘いにおいて、希望を持てる局面は確実に増えているのである。それはどれか特定の要因に依拠しているわけではなく、おそらく、多様なアクターの間に強靭なネットワークが築かれてきたことによるものであろう。

人類と病――闘いの行方

以上見てきた通り、人類と病との闘いの歴史は、国際協力の重要性が認識されてきた歴史でもあった。他方、いったん国際的な協力枠組みが形成されると、そこは国家、国際機関、財団、民間セクター等、多様なアクターが関わる複雑な政治アリーナと化してきた。達成可能な最高水準の健康の実現に向けて、様々な規範を設定したり、各国を協調に仕向けるWHO。国際的な影響力を行使する先進国。新薬を開発し、販売する製薬会社。協力に内在する歪みを発見し、その是正に向けて働きかけを行う市民社会組織や非政府組織。人類と病との闘いは、以上のような多様なアクターの織りなす政治アリーナであり、そのどれか一つでも欠ければ、人間の健康は確保されえない。

二〇二〇年二月には、新型コロナウイルスへの対応をめぐって、WHOのテドロス・アダノム・ゲブレイェソス事務局長の辞任を要請する請願書に二〇万人以上が署名した。その理由には「WHOは政治的に中立だと信じていたが、絶望した」と記されていた。筆者はこれに大きな違和感を覚えた。果たしてWHOは「政治的に中立」たりうるのか、と。WHOは国際社会のなかで独立した主体ではない。所詮、加盟国の合意によって設立された国際機関であり、財政的に加盟国に依存し、加盟国の合意に基づき、行動している。本書でも繰り返し見てきた通り、国際政治の影響を受けざるをえないのである。もちろん、その弊害はたくさんある。アメリカや中国など、分担金負担率の多い国の顔色をうかがわねばならないことは、その最大の弊害であろう。事実、アメリカは何度も、分担金の減額をちらつかせ、WHOに政策の変更を迫った過去がある。

他方、政治的な影響を受けるということは悪いことばかりではない。政治的な影響力を、人類の健康を確保するために利用すればよいからである。そこが国際機関の腕の見せどころであろう。第2章で見た通り、冷戦中、米ソがそれぞれマラリアと天然痘対策のイニシアティブを取ろうとしたことで、WHOのもとに多くの資金が集まり、マラリアと天然痘の撲滅キャンペーンを展開、天然痘は撲滅された。エイズについても、先進国の強い注目を集め、資金を得て、多くを成し遂げている。

WHOが「政治的に中立」であるべき、という発言の背後には、すべての国がWHOの下で平等に扱われるべきであり、特定国の影響を受けすぎるべきではないという暗黙の前提がある。しかし、国際社会は平等ではなく、様々な格差が存在する。格差や多様性を無視して、平等の原則を追求すれば、国際連盟のように、枠組みそのものが崩壊しかねない。格差が存在するという現実を、うまく保健協力に活用していく必要がある。大国の資金や技術を活用する必要があるし、イランが政治的に対立するアメリカからの支援を拒否するなら、ドイツやイギリスなど他国がイランに支援すればよい。政治的な影響力を所与のものとしつつ、それをうまく活用し、加盟国の協力関係を調整し、達成可能な最高水準の健康を実現できるよう、国際社会に働きかけていくことがＷＨＯの役割なのである。そもそもＷＨＯは、各国独自の感染症対策の限界が認識され、生み出された組織であった。同機関への批判が高まるなか、その原点を今一度、思い起こす必要があると思う。

本書の校正を行っていた最中の二〇二〇年三月一一日に、新型コロナウイルスはパンデミックと特徴付けられるとＷＨＯは評価した。もちろん、流行が早期に終息することを願うばかりであるが、終息すればすべて良しではない。次なる感染症の世界的流行はまた必ず起きる。未知なる感染症に備えて、ワクチンや治療法の開発にも資金を投じていかねばならない。各国の対応能力や、ＷＨＯの指揮系統も改善される必要がある。それはＷＨＯに任せておけばよい話ではなく、国際社会の多様なアクターの支援や協力が不可欠である。

結局、歴史を振り返ってみても、人類と病との闘いは、国際協力のあり方に左右されてきた。国家間の相互依存関係が強い今日においてはなおさら、他国で流行が起これば、たとえ水際対策をしても、多かれ少なかれ、自国の脅威に直結する。人類と病との闘いの行方は、国際社会における多様な利害関係を、いかに一つの目標――病から人類を守る――に向けて協調させていけるかにかかっている。

あとがき

本書の企画が始まったのは二〇一五年であった。二〇一四年に『国際政治のなかの国際保健事業』（ミネルヴァ書房）を出版した後、東京大学法学部時代の恩師である北岡伸一先生が「一般向けにわかりやすい本を書いてみては」と勧めて下さったことが始まりであった。北岡先生のゼミの先輩である中公新書編集部の田中正敏さんが担当して下さることとなった。

しかし、五年近くもかかってしまった。二〇一七年四月に長男を、二〇一九年三月に次男を出産し、その前後に産休・育休をとっていたことを差し引いても、やはり時間がかかりすぎたように思う。ただし、五年間書き続けていたわけではなく、書いたものが企画の趣旨にそぐわず、没になったこともあったし、全く手をつけていなかった時期もあった。二〇一八年五月に田中さんと直接に打ち合わせを行い、再度練り直し、本格的な執筆はそれ以降であった。

国際政治を専攻する筆者が、保健医療分野の本を書くことに、どこか迷いがあったことが、本書の完成を遅らせた主な要因であった。筆者は二〇一六年のG7伊勢志摩《いせしま》サミットに向けたグローバル・ヘルス・ワーキンググループでの仕事などで、たびたび国際保健分野の専門家とご一緒させていただいた。多くの専門家がいるなかで、筆者が書く意義はどこにあるのだろうか？　その意義を問い続けた時間でもあった。

迷いを抱える筆者に、企画の原点を思い出させ、執筆へと駆り立てて下さったのは、田中さんであった。非政治的・人道的と思われがちな国際保健協力が実際には、国際政治の影響を受けてきたこと、他方で、そのような影響をうまく活用しつつ、保健協力の本来の目的、つまり、人間の健康を確保するための国際的な取り組みが続けられてきたこと。その二つの動きが拮抗する形で、歴史が続いてきたことを著し、いかに人間の健康を確保していくべきかを、より多くの方に考えてもらうきっかけを作ることが本書の目的なのだ、と。

本書を読んで、対照的な二つの印象を持たれることだろう。一つは、人間の健康を守る試みが政治的な対立や、特定の主体の利害関係に晒されてきたこと。もう一つは、人間の健康を確保しようという、たゆみない努力が、人類社会のなかで続けられてきたこと。どちらがより印象的かは、読者に委ねられる。ただ、確かなことは、健康を確保していく鍵は、国境を越える多様なアクターの協力関係にかかっているということだ。本書の校正を行っている二〇二〇年三月、新型コロナウイルスの流行が世界的に広がるなか、各国のひとりよがりの行動やＷＨＯへの批判が相次いでいる。そのような時だからこそ、なぜＷＨＯを中心とする協力の枠組みが存在するに至ったのか、その原点にたち返る必要があるように思う。結局、国際協力なくして人類は感染症に対処することはできないのだから。

健康を守るための国際協力は、感染症などの外敵に対抗しうるのみならず、国際社会の平和や友好といった内なる結束を固めることにもつながりうる。国際社会は主権国家によって分断されているが、感染症や非感染症疾患など様々な脅威から人間の健康を守ることは、国際社会における数少ない共通の価値観となる。もちろん、国家間の基本的な信頼関係が存在しなければ、保健協力も難しいことが多い。それでも、各国で自国第一主義が蔓延する今日だからこそ、人間の健康は国際協力によってしか守られないこと、そして国際保健協力に内在する政治的潜在力を、より多くの政治指導者が認識し、活用する必要があるように思う。人間の健康を確保していく上での保健協力の重要性と、保健協力の政治的な潜在能力。この二つについて、理解と関心を深めていただければ、本書の目的は達成される。

本書を執筆する過程で、病気の症状や薬の説明など、保健医療分野の専門的記述を避けては通れなかった。筆者には難しいところもあったので、医師である夫に、専門的記述をチェックしてもらった。開業医として日々、多くの人の診療に携わる夫からはこのほか、日本における医薬品の価格制度や、高齢化社会における保険医療制度の現状についてもいろいろと教えてもらった。そして、それらは特に第4章・第5章を執筆する上で大変役に立った。また、夫の指導教授である里見和彦先生（杏林大学医学部整形外科教室・前主任教授）にも年末のお忙しいところ、全体を通読していただき、専門的記述に関して貴重なご意見・ご指摘をいただいた。里見先生と夫に心より感謝したい。

本書にようやく刊行の目処《めど》がついたのは、ひとえに田中さんのおかげであった。なかなか筆が進まない筆者のために、各章の締め切りを設けて下さり、そのおかげで、二〇一八年五月以降は順調に書き進めることができた。また、執筆した原稿を丁寧に読み、的確なコメントを下さった。その辛抱強いサポートがなければ、おそらく本書が完成することはなかったと思う。記して深く感謝したい。とはいえ、本書の至らない点の責任はすべて筆者にある。

最後になるが、筆者にいつも執筆への活力を与えてくれる夫と二人の息子たちに心からの感謝の気持ちを伝えたい。ありがとう。

本書が、一人でも多くの人の健康を実現することに、また国際社会をより良いものにすることに、ほんのわずかでも貢献できれば、幸いである。

二〇二〇年三月

詫摩佳代

Ruger, Jennifer Prah, *Global Health Justice and Governance* (Oxford University Press, 2018)

The Economist,'HOW SIERRA LEONE IS BEATING TROPICAL DISEASES' (21 June 2018), https://africaneconomicdevelopment.com/tag/neglected-tropical-diseases/

Treatment Action Campaign, 'About', https://tac.org.za/category/about/

WHO, 'Human rights and health', (29 December 2017), https://www.who.int/news-room/fact-sheets/detail/human-rights-and-health

WHO, 'Key facts on hepatitis C treatment', https://www.who.int/medicines/areas/access/hepCtreat_key_facts/en/

WHO, 'Medicines Pricing and Financing', https://www.who.int/medicines/areas/access/en/

WHO, 'Neglected Tropical Diseases', https://www.who.int/mediacentre/infographic/neglected-tropical-diseases/en/

WHO, 'Neglected tropical diseases: treating over one billion people for the fourth successive year' (29 October 2019), https://www.who.int/neglected_diseases/news/treating-over-one-billion-people-for-the-fourth-successive-year/en/

WHO, *PUBLIC SPENDING ON HEALTH: A CLOSER LOOK AT GLOBAL TRENDS* (2018), https://apps.who.int/iris/bitstream/handle/10665/276728/WHO-HIS-HGF-HF-WorkingPaper-18.3-eng.pdf?ua=1

WHO, the Report of Working Group 1 of the Commission on Macroeconomics and Health, 'Health, Economic Growth, and Poverty Reduction' (2002), https://apps.who.int/iris/bitstream/handle/10665/42492/9241590092.pdf?sequence=1

WHO, 'World Health Organization Model List of Essential Medicines, 21st List' (2019), https://apps.who.int/iris/bitstream/handle/10665/325771/WHO-MVP-EMP-IAU-2019.06-eng.pdf

Kaiser Family Foundation, 'Breaking Down the U.S. Global Health Budget by Program Area (31 May 2019), https://www.kff.org/global-health-policy/fact-sheet/breaking-down-the-u-s-global-health-budget-by-program-area/

Kaiser Family Foundation, 'The U.S. Government and Global Neglected Tropical Disease Efforts' (31 July 2019), https://www.kff.org/global-health-policy/fact-sheet/the-u-s-government-and-global-neglected-tropical-diseases/

Mikulic, Matej, 'Share of pharmaceutical revenue worldwide in 2017, by country', in Statista (9 August 2019), https://www.statista.com/statistics/784420/share-of-worldwide-pharma-revenue-by-country/

MPP, 'DACLATASVIR (DAC)' (November 2015), https://medicinespatentpool.org/licence-post/daclatasvir-dcv/

MSD マニュアル家庭版、https://www.msdmanuals.com/ja-jp/ ホーム

MSF, 'A Fair Shot', https://www.afairshot.org

MSF, 'The 'Drop the Case' campaign in pictures', https://www.msfaccess.org/drop-case-campaign-pictures

Newton, Paul N., Green, Michael D., and Fernández, Facundo M., 'Impact of poor-quality medicines in the 'developing' world', *Trends in Pharmacological Sciences*, 31 (3-3) (March 2010)

Nicol, Dianne & Owoeye, Olasupo, 'Using TRIPS flexibilities to facilitate access to medicines', *Bulletin of the World Health Organization*, 91 (2013)

OHCHR, 'The Human Right Guidelines for Pharmaceutical Companies in Relation to access to Medicines' (2008)

OHCHR and WHO, 'The Right to Health, Fact Sheet No. 31', https://www.ohchr.org/Documents/Publications/Factsheet31.pdf

Orbinski, James,'What we as a civil society movement demand is change, not charity', https://www.msfaccess.org/about-us

Pfizer homepage, 'INTERNATIONAL TRACHOMA INITIATIVE', https://www.pfizer.com/purpose/global-health/expanding-access/trachoma-initiative

Reuters, 'India defends right to issue drug "compulsory licenses"' (23 March 2016), https://www.reuters.com/article/us-india-patents-usa-idUSKCN0WP0T4

Reuters, 'Novartis loses landmark India cancer drug patent case', (1 APRIL 2013), https://www.reuters.com/article/us-india-novartis-patent/novartis-loses-landmark-india-cancer-drug-patent-case-idUSBRE93002I20130401

『顧みられない熱帯病―グローバルヘルスへの挑戦』東京大学出版会（2015年）
みずほ情報総研「海外における医薬品・医療機器 審査制度、審査実態等調査及び分析業務【報告書】」（2015年）、https://www.mhlw.go.jp/file/06-Seisakujouhou-10800000-Iseikyoku/0000074947_4.pdf
メディカルトリビューン「【キーワード】WHO必須医薬品リスト」（2017年6月22日）、https://medical-tribune.co.jp/rensai/2017/0622509030/
メディカルトリビューン「必須医薬品リストにC肝新薬、抗がん薬などを追加」（2015年5月11日）、https://medical-tribune.co.jp/mtpronews/1505/1505021.html
森哲也『TRIPS協定への東南アジア開発途上諸国の対応に関する研究』（唯学書房、2015年）
山根裕子『知的財産権のグローバル化―医薬品アクセスとTRIPS協定』（岩波書店、2008年）
Ahmad, Nur Sufiza, and Islahudin, Farida, 'Affordability of essential medicine prices in Malaysia's private health sector', *Patient Preference and Adherence*, 12（2018）
Bill & Melinda Gates Foundation, 'Annual Report 2017', https://www.gatesfoundation.org/who-we-are/resources-and-media/annual-reports/annual-report-2017
Chapman, Audrey R., *Global Health, Human Rights, and the Challenge of Neoliberal Policies*（Cambridge University Press, 2016）
Clapham, Andrew, and Robinson, Mary, *Realizing the Right to Health*（Ruffer & Rub Sachbuchverlag, 2012）
DNDi homepage, https://www.dndi.org
Franki, Richard, MDedge News, 'Cost gap widens between brand-name, generic drugs'（12 April 2019）, https://www.the-hospitalist.org/hospitalist/article/198828/business-medicine/cost-gap-widens-between-brand-name-generic-drugs
Hajjou, Mustapha, Smine, Abdelkrim, and Coignez, Veerle, trip report, 'Assessment of Medicine Quality Assurance in Rwanda: Overview of Findings and Recommendations for Consideration'（Rwanda, 9-13 November 2009）, http://apps.who.int/medicinedocs/documents/s18411en/s18411en.pdf
International Center for Trade and Sustainable Development,'Thailand Issues Compulsory Licence For Patented AIDS Drug'（13 December 2006）, https://www.ictsd.org/bridges-news/bridges/news/thailand-issues-compulsory-licence-for-patented-aids-drug

参考文献

第5章

エーザイ「未来に向けた新薬開発について」、https://atm.eisai.co.jp/develop/
上池あつ子「インドにおける公的医薬品供給サービス」佐藤創編『インドの公的サービスに関する中間成果報告』第2章、調査研究報告書、アジア経済研究所（2015年）、http://www.ide.go.jp/library/Japanese/Publish/Download/Report/2014/pdf/C10_ch2.pdf
上池あつ子「インドにおけるOTC医薬品をめぐる課題」神戸大学経済経営研究所、RIEB ニュースレター No.199（2019年6月）、https://www.rieb.kobe-u.ac.jp/research/publication/newsletter/column_back-issues/file/column199.pdf）。
厚生労働省「日本の薬価について」（2016年）、https://www.mhlw.go.jp/file/04-Houdouhappyou-11123000-Iyakushokuhinkyoku-Shinsakanrika/0000135596.pdf
国立感染症研究所「顧みられない熱帯病（NTDs）としてのハンセン病」、https://www.niid.go.jp/niid/ja/allarticles/surveillance/2426-iasr/related-articles/related-articles-456/7836-456r07.html
古城佳子「国際政治におけるグローバル・イシューと企業：知的財産権保護と医薬品アクセス」『国際政治』153号（2008年）
産経ビズ「インドネシア、医薬品透明化と値下げに注力　医師と薬品会社が癒着　不公正な慣習撤廃へ」（2017年2月27日）、https://www.sankeibiz.jp/macro/news/170227/mcb1702270500001-n1.htm
ジェトロビジネス短信「年内にも特許医薬品の小売価格に上限設定へ」（2019年 9 月25日）、https://www.jetro.go.jp/biznews/2019/09/f9b776d1cb13c681.html
高倉成男『知的財産法制と国際政策』（有斐閣、2001年）
武田薬品「武田薬品とDNDiによる内臓リーシュマニア症の画期的な治療薬開発のための提携について」（2018年4月5日）、https://www.takeda.com/jp/newsroom/newsreleases/2018/20180405_7953/
種田憲一郎「〈総説〉SDGsの要であるUHCの必須要素：サービスの質・安全とこれに資する包括的人々中心のサービス」『保健医療科学』66-4（2017年）
日本製薬工業協会『日本の薬事行政』（2019年）、第二章、http://www.jpma.or.jp/about/issue/gratis/pdf/17yakuji_ch02.pdf）
日本貿易振興機構（ジェトロ）アジア経済研究所、海外研究員レポート、久保研介「医薬品価格規制をめぐる政策議論」（2011年）、https://www.ide.go.jp/Japanese/IDEsquare/Overseas/2011/ROR201123_001.html
ピーター・J・ホッテズ著、北潔監訳、B.T. スリングスビー・鹿角契訳

(March 2009)
New York Times, 'W.H.O. urges tax on sugary drinks' (13 October 2016)
Stuckler, David, Reeves, Aaron, Loopstra, Rachel, & McKee, Martin,'Textual analysis of sugar industry influence on the World Health Organization's 2015 sugars intake guideline', *Bulletin of the World Health Organization*, 94 (2016)
Tobacco Labelling Resource Center, 'Plain Packaging', https://tobaccolabels.ca/plain-packaging/
WHO, 'Framework Convention on Tobacco Control', https://apps.who.int/iris/bitstream/handle/10665/42811/9241591013.pdf?sequence=1
WHO, *Global action plan for the prevention and control of non-communicable diseases* (2013)
WHO, 'National suicide prevention strategies: progress, examples and indicators' (30 November 2018)
WHO, 'Non-communicable diseases, Fact Sheet' (June 2018), https://www.who.int/news-room/fact-sheets/detail/noncommunicable-diseases
WHO, 'Sugars intake for adults and children Guideline' (2015), https://www.who.int/nutrition/publications/guidelines/sugars_intake/en/
WHO GCM/NCD WORKING GROUP ON THE ALIGNMENT OF INTERNATIONAL COOPERATION WITH NATIONAL NCD PLANS (WORKING GROUP 3.2, 2016-2017), 'WHO GLOBAL COORDINATION MECHANISM ON THE PREVENTION AND CONTROL OF NONCOMMUNICABLE DISEASES FINAL REPORT' (2018), https://apps.who.int/iris/bitstream/handle/10665/312273/WHO-NMH-NMA-GCM-18.12-eng.pdf?sequence=1&isAllowed=y
WHO Regional Office for Europe, 'Good Practice Brief', http://www.euro.who.int/__data/assets/pdf_file/0004/287095/Good-practice-brief-public-health-product-tax-in-hungary.pdf
World Health Organization, Food and Agriculture Organization of the United Nations, 'Preparation and use of food-based dietary guidelines: Joint FAO/WHO Consultation (WHO Technical Report Series 880)' (1998), https://apps.who.int/iris/bitstream/handle/10665/42051/WHO_TRS_880.pdf?sequence=1
World Heart Federation, 'World No Tobacco Day 2018: Framework Convention Alliance (FCA) and WHF joint press release' (30 May 2018), https://www.world-heart-federation.org/news/world-no-tobacco-day-2018-turning-spotlight-tobacco-heart-disease/

拠とは」ハフィトン・ポスト（2017年 4 月 7 日）、https://www.huffingtonpost.jp/2017/04/07/who_n_15861022.html
森基要、大森正英、水野敏明、山崎旭男『21世紀の健康学—生活、スポーツ医科学の実践』（みらい、1996年）
Barik, Debasis, and Arokiasamy, Perianayagam,'Rising Health Expenditure Due to Non-Communicable Diseases in India: An Outlook', *Front Public Health*, 4 (2016)
BBC News, 'Smoking curbs: The global picture' (3 February 2011), https://www.bbc.com/news/world-11845158
Beigbeder, Yves, *The World Health Organization: Achievements and Failures* (Routledge, 2018)
Bloom, David E., Chen, Simiao, and McGovern, Mark E., 'The economic burden of noncommunicable diseases and mental health conditions: results for Costa Rica, Jamaica, and Peru', *Pan American Journal of Public Health*, 42 (2018)
Cairney, Paul, Studlar, Donley T., and Mamudu, Hadii M., *Global Tobacco Control: Power, Policy, Governance and Transfer* (Palgrave MacMillan, 2012)
CBC News, 'North Korea, a smokers' paradise, pushes populace to kick the habit' (6 July 2016), https://www.cbc.ca/news/world/north-korea-smoking-cessation-women-1.3666452
Clinton, Chelsea, and Sridhar, Devi, *Governing Global Health: Who Runs the World and Why?* (Oxford University Press, 2017)
Daniells, Stephen,'Mexico's sugar tax effective for reducing soda purchases: New data', FoodNavigator-LATAM (3 January 2019), https://www.foodnavigator-latam.com/Article/2019/01/03/Mexico-s-sugar-tax-effective-for-reducing-soda-purchases-New-data
Framework Convention Alliance, 'Parties to the WHO FCTC (ratifications and accessions), https://www.fctc.org/parties-ratifications-and-accessions-latest/#neither
Hu, Teh-wei, Mao, Zhengzhong, Shi, Jian, and Chen, Wendong, 'Tobacco Taxation and Its Potential Impact in China' (International Union Against Tuberculosis and Lung Disease, 2008), https://www.tobaccofreekids.org/assets/global/pdfs/en/China_tobacco_taxes_report_en.pdf
Kay, Adrian, and Williams, Owain David, *Global Health Governance: Crisis, Institutions and Political Economy* (Palgrave MacMillan, 2009)
Mamudu, H.M., and Glantz, S.A.,'Civil society and the negotiation of the Framework Convention on Tobacco Control', *Global Public Health*, 4-2

第4章

朝日新聞、夕刊1面「都条例　店頭表示の義務化始まる」(2019年9月2日)
大森正英、水野敏明編著『新健康学』(みらい、2006年)
岡本勝『アメリカにおけるタバコ戦争の軌跡―文化と健康をめぐる論争―』(ミネルヴァ書房、2016年)
厚生労働省「平成30年(2018)人口動態統計月報年計(概数)の概況」、https://www.mhlw.go.jp/toukei/saikin/hw/jinkou/geppo/nengai18/dl/gaikyou30-190626.pdf
厚生労働省健康局総務課生活習慣病対策室「たばこ対策について」(2009年)、https://www.mhlw.go.jp/shingi/2009/03/dl/s0302-8k_0001.pdf
国立がん研究センター「たばことがん　もっと詳しく知りたい方へ」、https://ganjoho.jp/public/pre_scr/cause_prevention/smoking/tobacco02.html
国立がん研究センター「たばこの規制に関する世界保健機関枠組条約 第13条実施のためのガイドライン」、https://www.ncc.go.jp/jp/cis/divisions/tobacco_policy/project/fctc/GL_article13.pdf
産経ニュース「飲食店など全面禁煙、7割が賛成　喫煙者でも約3割が賛同」(2017年1月30日)、https://www.sankei.com/politics/news/170130/plt1701300031-n1.html
JT「たばこ事業に対するJTの考え方　喫煙と健康に関するJTの考え方　能動喫煙」、https://www.jti.co.jp/tobacco/responsibilities/guidelines/responsibility/health/index.html
ジェトロビジネス短信「クック郡で導入された「ソーダ税」、4カ月間で廃止に」2017年12月19日、https://www.jetro.go.jp/biznews/2017/12/b5e283da608a1462.html
田中謙『タバコ規制をめぐる法と政策』(日本評論社、2014年)
東京都福祉保健局「受動喫煙に関する都民の意識調査報告書」2016年、http://www.fukushihoken.metro.tokyo.jp/kensui/kitsuen/sanko/citizen/files/27tomin_all.pdf
新村拓『国民皆保険の時代―1960、70年代の生活と医療』(法政大学出版局、2011年)
日経ビジネス「串カツ田中、全席禁煙で副作用 既存店前年割れ初の4カ月連続」(2019年7月19日)
マリオン・ネスル著、三宅真季子・鈴木眞理子訳『フード・ポリティクス―肥満社会と食品産業』(新曜社、2005年)
濵田理央「『分煙では効果ない』WHOが、日本に全面禁煙を勧める根

UNAIDS, 'UNAIDS DATA 2019', https://www.unaids.org/sites/default/files/media_asset/2019-UNAIDS-data_en.pdf

WHO, 'Assessed contributions payable by Member States and Associate Members 2020-2021' (2019)

WHO, 'Contingency Fund for Emergencies', https://www.who.int/emergencies/funding/contingency-fund/en/

WHO, 'Global Health Observatory data', https://www.who.int/gho/hiv/en/

WHO, 'Human resources: annual report', A66/36 (May 2013)

WHO, 'International Health Regulations: Report of the First Regional Consultation of National IHR Focal Points on the Revision of International Health Regulations' (April 2004), http://www.searo.who.int/entity/ihr/topics/Communicable_Diseases_Surveillance_and_response_CD-133.pdf?ua=1

WHO, 'TB and HIV', https://www.who.int/tb/areas-of-work/tb-hiv/en/

WHO, 'Thailand's new condom crusade', Bulletin of the World Health Organization, 88-6 (June 2010), https://www.who.int/bulletin/volumes/88/6/10-010610/en/

WHO, 'WHO policy on collaborative TB/HIV activities: guidelines for national programmes and other stakeholders' (2012)

World Bank, press release, 'World Bank Group Launches Groundbreaking Financing Facility to Protect Poorest Countries against Pandemics (21 May 2016), http://www.worldbank.org/en/news/press-release/2016/05/21/world-bank-group-launches-groundbreaking-financing-facility-to-protect-poorest-countries-against-pandemics

World Bank, press release, 'World Bank Group's Pandemic Emergency Financing Facility (PEF) Makes First $12 million Commitment to Bridge Financing Gap For Ebola Response in DRC' (22 May 2018), http://www.worldbank.org/en/news/press-release/2018/05/22/world-bank-groups-pandemic-emergency-financing-facility-pef-makes-first-12-million-commitment-to-bridge-financing-gap-for-ebola-response-in-drc

World Peace Foundation, 'United Nations Ebola Emergency Response (UNMEER) Short Mission Brief' (July 2017), https://sites.tufts.edu/wpf/files/2017/07/United-Nations-Ebola-Emergency-Response-brief.pdf

Zappa, Alessandra, Amendola, Antonella, Romanò, Luisa, and Zanetti, Alessandro, 'Emerging and re-emerging viruses in the era of globalisation', *Blood Transfusion*, 7-3 (July 2009)

Zarocostas, Johhn, 'Palestine not to seek full membership of WHO', *Lancet*, VOLUME 391, ISSUE 10136 (2018)

年）
ピーター・ピオット著、宮田一雄ほか訳『No Time to Lose エイズとエボラと国際政治』（慶應義塾大学出版会、2015年）
福士秀悦「中東呼吸器症候群（MERS）」西條政幸編著『グローバル時代のウイルス感染症』（日本医事新報社、2019年）
古宮伸洋・加藤康幸「WHOのエボラ出血熱対策ミッション」『実験医学』増刊号「感染症―いま何が起きているのか」vo.33-No.17（羊土社、2015年）
ロイター通信「中南米でのエイズ拡大、カトリック教会の避妊禁止も一因＝UNAIDS」（2007年10月23日）、https://jp.reuters.com/article/idJPJAPAN-28485520071023
AFP通信「ローマ法王、条件付きでコンドーム使用を容認」（2010年11月21日）、https://www.afpbb.com/articles/-/2776246?pid=6493618
BBC News, 'Ebola outbreak in Guinea unprecedented – MSF' (31 March 2014), https://www.bbc.com/news/world-africa-26825869
CNN News, 'Hong Kong's 2003 SARS crisis' (21 February 2013), https://edition.cnn.com/2013/02/21/asia/gallery/hong-kong-sars-2003/index.html
Dietrich, John W., 'The Politics of PEPFAR: The President's Emergency Plan for AIDS Relief', *Ethics & International Affairs*, 21-3 (2007)
Huster, Karin, 'My Ebola center couldn't save this baby', *New York Times* (31 January 2019)
Knobler, Stacey, Mahmoud, Adel, Lemon, Stanley, Mack, Alison, Sivitz, Laura, and Oberholtzer, Katherine, 'Learning from SARS: Preparing for the Next Disease Outbreak – Workshop Summary' (2004), http://www.nap.edu/catalog/10915.html
Lee, Kelley, *World health Organization* (*WHO*) (Routledge, 2009)
Marston, Hilary D., Folkers, Gregory K., Morens, David M., and Fauci, Anthony S., 'Emerging Viral Diseases: Confronting Threats with New Technologies', *Science Translational Medicine*, 10-6 (September 2014)
Resource Tracking for HIV Prevention R&D Working Group, 'HIV Prevention Research & Development Investments: Investing to End the Epidemic' (2017), http://www.hivresourcetracking.org/wp-content/uploads/2018/10/annual_investment_vaccine_2000-2017.pdf
The Guardians,'China accused of Sars cover-up' (9 April 2003), https://www.theguardian.com/world/2003/apr/09/sars.china
UNAIDS, *MILES TO GO: CLOSING GAPS BREAKING BARRIERS RIGHTING INJUSTICES* (2018)

参考文献

Mixing Hope for a Better World with the Reality of Power Politics', 首都大学東京都市教養学部法学系『法学会雑誌』57巻2号（2017年1月）
The President's Malaria Initiative, 12TH ANNUAL REPORT TO CONGRESS（April 2018）, https://www.pmi.gov/docs/default-source/default-document-library/pmi-reports/2018-pmi-twelfth-annual-report.pdf?sfvrsn=7
WHO, 'Statue commemorates smallpox eradication', http://www.who.int/mediacentre/news/notes/2010/smallpox_20100517/en/
WHO, *The First Ten Years of the World Health Organization*（WHO, 1958）

第3章

アリグザンダー・アーウィン、ジョイス・ミレン、ドロシー・ファローズ著、八木由里子訳『グローバル・エイズ―途上国における病の拡大と先進国の課題』（明石書店、2005年）
伊勢田すみれ、俣野哲朗「HIV 感染症の予防と治癒に向けて」『実験医学』増刊号「感染症―いま何が起きているのか」vo.33-No.17（羊土社、2015年）
北村和久「世界の感染症医療事情―アフリカ在住医務官の視点から」『実験医学』増刊号「感染症―いま何が起きているのか」vo.33-No.17（羊土社、2015年）
厚生労働省「平成一六年度版厚生労働白書」（2004年）
厚生労働省検疫所「エボラ出血熱について」、https://www.forth.go.jp/moreinfo/topics/2014/10091357.html
国立感染症研究所「エボラ出血熱とは　2014年版」、https://www.niid.go.jp/niid/ja/kansennohanashi/8707-ebola-intro-2014.html
小玉千織・中谷比呂樹「地球規模での健康危機管理体制強化に向けたWHO の新たな取り組み」『モダンメディア』63-11（2017）
西條政幸「世界における新興・再興ウイルス感染症の流行状況」西條政幸編著『グローバル時代のウイルス感染症』（日本医事新報社、2019年）
竹田美文・岡部信彦『SARS は何を警告しているのか』（岩波ブックレット No.606、2003年）
田村大輔・渡邉真治「鳥インフルエンザウイルス感染症」西條政幸編著『グローバル時代のウイルス感染症』（日本医事新報社、2019年）
中島一敏「中東呼吸器症候群（MERS）は第二の SARS となるのか？―韓国のアウトブレイクから学ぶこと」『実験医学』増刊号「感染症―いま何が起きているのか」vo.33-No.17（羊土社、2015年）
野田岳志「エボラウイルス・アウトブレイクからの教訓」『実験医学』増刊号「感染症―いま何が起きているのか」vo.33-No.17（羊土社、2015

ウィリアム・スワンソン著、日経サイエンス編集部訳「冷戦下に生まれた生ワクチン」日経サイエンス編集部『別冊日経サイエンス』188号（2011年）
詫摩佳代「国連システムの構築におけるトランスナショナルネットワークの役割―戦時食料協力からの一考察」日本国際政治学会『国際政治』193号（2018年）
平山宗宏「ポリオ生ワクチン緊急導入の経緯とその後のポリオ」『小児感染免疫』19-2（2007年）
ヘレン・ブランズウェル著、日経サイエンス編集部訳「根絶計画―詰めの一手」日経サイエンス編集部『別冊日経サイエンス』188号（2011年）
山越裕太「世界保健機関による保健衛生秩序の形成―天然痘の撲滅と帝国医療」納家政嗣・永野隆行編『帝国の遺産と現代国際関係』（勁草書房、2017年）
ユニットエイド年次報告書2011年、https://unitaid.eu/assets/UNITAID_AR2011_Japanese.pdf
CNN ニュース「世界初のマラリアワクチン、アフリカで接種開始　乳幼児年36万人を対象」（2019年４月24日）
Gallup, John Luke, and Sachs, Jeffrey D., 'The Economic Burden of Malaria', *American Journal of Tropical Medicine and Hygiene, Supplement*, 64-1（2001）
Global Fund, 'Results Report 2017', https://www.theglobalfund.org/media/6773/corporate_2017resultsreport_report_en.pdf
Henderson, Donald A., *Smallpox: The Death of a Disease-the Inside Story of Eradicating a Worldwide Killer*（Prometheus Books, 2009）
Manela, Erez, 'A Pox on Your Narrative: Writing Disease Control into Cold War history', *Diplomatic History*, 34-2（2009）
Migiro, Katy, 'Timeline: The long road to malaria eradication', Reuters, Science News（8 June 2016）, http://news.trust.org/item/20160608050317-bflcd/
Packard, Randall M.,'Malaria Dreams: Postwar Visions of Health and Development in the Third World', *Medical Anthropology*, 17（1997）
Siddiqi, Javed, *World Health and World Politics: The World Health Organization and the UN System*（University of South Carolina Press, 1995）
Staples, Amy, *The Birth of Development: How the World Bank, Food and Agriculture Organization, and the World Health Organization changed the World, 1945-1965*（The Kent State University Press, 2006）
Takuma, Kayo, 'The Diplomatic Origin of the World Health Organization:

参考文献

第1章

J.M. ウィンター著、猪口邦子監修、深田甫監訳『二〇世紀の歴史 全一九巻 第一四巻　第一次世界大戦［下］兵士と市民の戦争』(平凡社、1990年)

ディアムイド・オドノヴァン著、千葉百子訳『病気と健康の世界地図』(丸善、2009年)

アルフレッド・W・クロスビー著、西村秀一訳『史上最悪のインフルエンザ―忘れられたパンデミック』(みすず書房、2009年)

国立感染症研究所ホームページ、https://www.niid.go.jp/niid/ja/

佐藤健太郎『世界史を変えた薬』(講談社、2015年)

ソニア・シャー著、夏野徹也訳『人類五〇万年の闘い―マラリア全史』(太田出版、2015年)

杉山政則『微生物その光と陰―抗生物質と病原菌』(共立出版株式会社、1996年)

ハリー・F・ダウリング著、武田美文・清水洋子訳『人類は伝染病をいかにして征服したか』(講談社、1982年)

ジョン・バリー著、平澤正夫訳『グレート・インフルエンザ』(共同通信社、2005年)

Borowy, Iris, *Coming to Terms with World Health: The League of Nations Health Organisation 1921-1946* (Peter Lang, 2009)

Brabin, Bernard J.,'Malaria's contribution to World War One – the unexpected adversary', *Malaria Journal*, 13 (2014)

Daily Mail, 'The world's deadliest outbreaks: Interactive map shows the human cost of flu, bubonic plague and Ebola globally since 541' (10 October 2014)

The Seattle Times, front page (5 October 1918)

第2章

蟻田功『地球上から天然痘が消えた日―国際医療協力の勝利』(あすなろ書房、1991年)

レイチェル・カーソン著、青樹簗一訳『沈黙の春』(新潮文庫、2001年)

加藤茂孝『人類と感染症の歴史―未知なる恐怖を超えて』(丸善出版、2013年)

加藤茂孝『続・人類と感染症の歴史―新たな恐怖に備える』(丸善出版、2018年)

厚生労働省ホームページ「ポリオとポリオワクチンの基礎知識」、https://www.mhlw.go.jp/bunya/kenkou/polio/qa.html

国立感染症研究所ホームページ、https://www.niid.go.jp/niid/ja/

参考文献

序　章

石弘之『感染症の世界史』(角川文庫、2018年)
小川眞里子『病原菌と国家』(名古屋大学出版会、2016年)
アルベール・カミュ著、宮崎嶺雄訳『ペスト』(新潮文庫、2004年)
ジョン・ケリー著、野中邦子訳『黒死病—ペストの中世史』(中央公論新社、2008年)
国立感染症研究所ホームページ、https://www.niid.go.jp/niid/ja/
ダニエル・デフォー著、平井正穂訳『ペスト』(中公文庫、2009年)
永田尚見『流行病の国際的コントロール—国際衛生会議の研究』(国際書院、2010年)
オーランドー・ファイジズ著、染谷徹訳『クリミア戦争』上・下巻(白水社、2015年)
吹浦忠正『赤十字とアンリ・デュナン—戦争とヒューマニティの相剋』(中公新書、1991年)
ゲルハルト・フーケー、ガブリエル・ツァイリンガー著、小沼明生訳『災害と復興の中世史—ヨーロッパの人びとは惨禍をいかに生き延びたか』(八坂書房、2015年)
ジョバンニ・ボッカッチョ著、河島英昭訳『デカメロン』上・下(講談社文芸文庫、1999年)
松井道昭『フランス第二帝政下のパリ都市改造』(日本経済評論社、1997年)
見市雅俊『コレラの世界史』(晶文社、1994年)
ルイ=セバスチャン・メルシエ著、原宏訳『十八世紀パリ生活誌　タブロー・ド・パリ』上巻(岩波文庫、1989年)
安田佳代『国際政治のなかの国際保健事業—国際連盟保健機関から世界保健機関、ユニセフへ』(ミネルヴァ書房、2014年)
ビクトル・ユーゴー著、豊島与志雄訳『レ・ミゼラブル』第四巻(岩波文庫、1987年)
脇村孝平『飢饉・疾病・植民地統治—開発の中の英領インド』(名古屋大学出版会、2002年)
Howard-Jones, Norman, *The Scientific Background of the International Sanitary Conferences 1851-1938* (World Health Organization, 1975)
International Committee for Red Cross, homepage, https://www.icrc.org/en
MSD マニュアル家庭版、https://www.msdmanuals.com/ja-jp/ ホーム

詫摩佳代（たくま・かよ）

1981年，広島県生まれ．2005年，東京大学法学部第3類卒業，10年，東京大学大学院総合文化研究科国際社会科学専攻国際関係論博士課程単位取得退学．博士（学術）．東京大学東洋文化研究所助教，関西外国語大学外国語学部専任講師などを経て，15年，首都大学東京法学政治学研究科准教授，20年より東京都立大学法学政治学研究科教授．

著書　安田佳代『国際政治のなかの国際保健事業——国際連盟保健機関から世界保健機関、ユニセフへ』（ミネルヴァ書房，2014年）

共著『新しい地政学』（北岡伸一・細谷雄一編，東洋経済新報社，2020年）など

人類《じんるい》と病《やまい》
中公新書 *2590*

2020年4月25日初版
2020年4月30日再版

著　者　詫摩佳代
発行者　松田陽三

本文印刷　三晃印刷
カバー印刷　大熊整美堂
製　　本　小泉製本

発行所　中央公論新社
〒100-8152
東京都千代田区大手町1-7-1
電話　販売 03-5299-1730
　　　編集 03-5299-1830
URL http://www.chuko.co.jp/

Published by CHUOKORON-SHINSHA, INC.
Printed in Japan　ISBN978-4-12-102590-6 C1222

現代史

2451 トラクターの世界史 藤原辰史
2368 第一次世界大戦史 飯倉 章
27 ワイマル共和国 林 健太郎
478 アドルフ・ヒトラー 村瀬興雄
2553 ヒトラーの時代 池内 紀
2272 ヒトラー演説 高田博行
1943 ホロコースト 芝 健介
2349 ヒトラーに抵抗した人々 對馬達雄
2448 闘う文豪とナチス・ドイツ 池内 紀
2329 ナチスの戦争 1918-1949 R・ベッセル 大山 晶訳
2313 ニュルンベルク裁判 A・ヴァインケ 板橋拓己訳
2266 アデナウアー 板橋拓己
2274 スターリン 横手慎二
530 チャーチル(増補版) 河合秀和
2578 エリザベス女王 君塚直隆

1415 フランス現代史 渡邊啓貴
2356 イタリア現代史 伊藤 武
2221 バチカン近現代史 松本佐保
2538 アジア近現代史 岩崎育夫
2586 東アジアの論理 岡本隆司
2437 中国ナショナリズム 小野寺史郎
2034 感染症の中国史 飯島 渉
1959 韓国現代史 木村 幹
2262 先進国・韓国の憂鬱 大西 裕
1763 アジア冷戦史 下斗米伸夫
1876 インドネシア 水本達也
2143 経済大国インドネシア 佐藤百合
1596 ベトナム戦争 松岡 完
2330 チェ・ゲバラ 伊高浩昭
1664
1665 アメリカの20世紀(上下) 有賀夏紀
1920 ケネディ―「神話」と実像 土田 宏
2140 レーガン 村田晃嗣

2383 ビル・クリントン 西川 賢
2527 大統領とハリウッド 村田晃嗣
2479 スポーツ国家アメリカ 鈴木 透
2540 食の実験場アメリカ 鈴木 透
2504 アメリカとヨーロッパ 渡邊啓貴
2381 ユダヤとアメリカ 立山良司
2415 トルコ現代史 今井宏平
2163 人種とスポーツ 川島浩平
2590 人類と病 詫摩佳代